U0322236

杨氏针灸流派
医案医话续编

主　编　齐昌菊　葛　谈　付松松

副主编　朱　轶　陈　波　潘　恩

编　委　陈　晨　黄炜婷　郎正宽　刘秋根

　　　　李　烨　商　越　孙　静　苏　齐

　　　　盛梦圆　吴海生　魏海燕　徐勤芳

　　　　张凯熠　张　欢　张晶莹

上海科学技术出版社

图书在版编目（ＣＩＰ）数据

杨氏针灸流派医案医话续编 / 齐昌菊，葛谈，付松松主编. -- 上海 ：上海科学技术出版社，2022.1
ISBN 978-7-5478-5578-2

Ⅰ．①杨… Ⅱ．①齐… ②葛… ③付… Ⅲ．①针灸疗法－医案－汇编－中国②针灸疗法－医话－汇编－中国 Ⅳ．①R245

中国版本图书馆CIP数据核字(2021)第246728号

内 容 提 要

本书是作者团队在建设海派中医杨氏针灸传承基地——浦东新区光明中医医院针灸科的基础上，将临床上颇有心得的针灸治疗 60 种常见病的经验总结汇总而成，其间穿插辨证论治等内容，特别是每种疾病后的按语部分，引经据典，总结心得体会甚至是失败的经验教训，探讨形成社区适宜中医针灸技术，读者可阅读研习杨氏针灸流派传承技术经验。本书实用性和参考性强，可供国内各级医院针灸医生、医学院校针灸专业师生阅读参考。

杨氏针灸流派医案医话续编

主编 齐昌菊 葛 谈 付松松

上海世纪出版(集团)有限公司
上海科学技术出版社 出版、发行
（上海市闵行区号景路 159 弄 A 座 9F－10F）
邮政编码 201101 www.sstp.cn
浙江新华印刷技术有限公司印刷
开本 889×1194 1/32 印张 5.5
字数：100 千字
2022 年 1 月第 1 版 2022 年 1 月第 1 次印刷
ISBN 978－7－5478－5578－2/R · 2434
定价：38.00 元

本书如有缺页、错装或坏损等严重质量问题，请向工厂联系调换

序

中医针灸是中华民族奉献于世界文明的瑰宝，2010 年被联合国教科文组织列入"人类非物质文化遗产"。兴起于江浙沪一带的海派中医针灸名家迭出，杨永璇先生是著名代表人物之一，他同弟子创立了杨氏针灸流派，惠泽后人。国医大师裘沛然教授曾题字称赞杨永璇先生："杨公厚德世难求，堪作医林孺子牛。"杨氏针灸流派的重要思想是"师古但不泥古，传承而又创新"，如今弘扬杨氏针灸的任务又历史性地落到我们的肩上。

浦东是杨氏针灸的发祥地，光明中医医院自建院以来一直努力地在进行传承和发扬。杨氏针灸的相关著述很多，其中1956 年上海科学技术出版社出版的《针灸治验录》当为翘楚，其收载病例 107 个，为杨氏针灸医案的巅峰之作。而今齐昌菊、葛谈、付松松等针灸团队，致力于传承和弘扬杨氏针灸经验，推之于临床，获效甚验，转而进行分析、考证、总结，并节录而成《杨氏针灸流派医案医话续编》，是书所收医案诊断明确、治疗清晰、分析合理、考证严谨，对针灸临床有指导意义。细品之，颇有《针灸治验录》的余韵。

吾有幸曾受杨永璇老师耳提面命多年，也曾受师母教诲更多年，获益匪浅，对杨氏针灸有着特殊的难以言表的情感。杨老师岁序属牛,今年恰是牛年,又是杨永璇先生诞辰 120 周年,由衷地感谢齐昌菊、葛谈、付松松等编写团队的工作,这也是对杨永璇先生非常有意义的纪念!

葛林宝

上海市针灸学会原副会长

中国针灸学会常务理事

2021 年 12 月

前　言

　　岐黄针术，薪火相传。我国针灸医学由来已久，针法始于砭刺，灸法源于火灼。春秋之世，有谓病入膏肓者"攻之不可，达之不及，药不至焉"，战国秦汉以来，针灸著述代兴。方今针道昌明，既广泛施之于医疗，更从教学、研究以奠其基，穷其源。《灵枢·经别第十》云："夫十二经脉者……学之所始，工之所止也；粗之所易，上之所难也。"今之从学者，由此而知其造之以道。

　　杨氏针灸是海派中医针灸重要流派之一，创始至今传承发展已有百年。创始人杨永璇受业于浦东唐家花园王诵愚，以"针灸疯科方脉"悬壶应诊，凭借着高超医术、良好医德独树一帜，自成一派，是为开派宗师。杨依方（其子）、徐明光、葛林宝等为二代传人，第三代传承人更是遍布沪上，至今已传至第五代。杨氏针灸传承人队伍积极发扬杨永璇学术思想，使海派中医杨氏针灸发展壮大为上海颇具影响力的中医针灸流派之一。

　　几十年来，针灸得到前所未有的普及，我们这代杨氏针灸传人肩负着将杨氏针灸与现代医学相互结合、推陈出新以实现共同进步的历史重任，这也是我们编写这本书的动力和意义所在。

　　近年来，我们搜集了一些典型且颇具疗效的针灸临床实际病例,记述了针灸治疗的经过,大多数是常见病和多发病。在编纂过程中以原始资料为基础,以经典医案的形式予以整理呈现,为针灸临床医师及广大针灸爱好者提供借鉴参考,以便积累有效病例,探讨诊疗规律,规范诊疗方案。

　　本书为"海派中医杨氏针灸流派浦东分基地建设项目"成果之一,本书的出版对传承与发展杨氏针灸流派有重要意义,我们将继续挖掘杨氏针灸流派思想与诊疗技术特色,为弘扬我国传统针灸事业不断努力。

编　者

2021 年 12 月

目　录

一、感 冒

严某,男,78岁。

初诊:患者平日易感冒,表现为咳嗽、流涕、疲劳乏力等。近日患者感头痛、乏力严重、怕冷、咳嗽、少气懒言,舌质淡,苔薄白。

中医诊断:属气虚感冒,卫外不固,外邪侵犯肺卫,致营卫失调,肺气失宣,从而表现为肺系及表卫证候。

治则:益气解表,调和营卫。

针灸方法:足三里(双侧)、风池(双侧)、合谷(双侧)、列缺(双侧)、气海(双侧),用揿针的方法,持续刺激穴位,得气时间长,留针6~12 h,益气解表,调和营卫。

中药治疗:防风20 g,黄芪、炒白术各30 g,人参须10 g,紫苏叶、葛根、半夏、前胡、白茯苓、枳壳、陈皮各6 g,木香、甘草、桔梗各5 g,水煎服,2次/d。

二至六诊:揿针1次/3 d,汤药同上。

七诊:第8天,患者诉头痛、乏力、咳嗽好转,后改予科室制剂——增强体质茶,嘱患者代茶饮用,配方含防风、草果、肉桂等。

按语:《素问·刺法论篇》:"正气存内,邪不可干。"老年人正气不足,无力抵御外邪,邪盛正衰、邪正交争所致,故该病常常迁延难愈或病情反复发作。根据社区老年人体质辨识的数据得出，气虚体质的老年人占 40% 以上。体虚之人不能振奋卫气御邪，易反复感冒，是常见多发疾病之一。《素问·评热病论篇》："邪之所凑，其气必虚。"体虚感冒者稍不注意则可能发生传变，因此须加以重视。

（李　烨　整理）

二、咳　嗽

刘某,男,65岁。

初诊：患者有慢性支气管炎病史。每年天气寒冷时会反复咳嗽,严重时出现气喘。现在偶有轻微咳嗽,气短,痰少色白,形寒肢冷,夜间多尿,腰膝酸软,舌淡胖,苔薄白,脉沉细。患者久患咳嗽,呼吸不利,时有咳嗽、气喘,久病多虚,乃肺气亏虚。又形寒肢冷,夜间多尿,腰膝酸软,乃肾阳亏虚。

西医诊断：慢性支气管炎。

中医诊断：咳嗽(肺肾亏虚)。

治则：温补肺肾。

针灸方法：悬灸取肺俞穴、脾俞穴、肾俞穴、足三里穴,1次/d。治疗10次后,当年冬天咳嗽基本消失,后每年夏天来做艾灸及三伏灸保健治疗,随访2年基本控制。

按语：多数慢性支气管炎患者在入冬后发病,在夏季症状得到缓解,根据《素问·四气调神大论篇》中"春夏养阳"原则,该病最好的防治时间是在夏季。本病病程较长,久病多虚,主要体现在肺、脾、肾三脏之虚。根据"急则治标,缓则治本"的原则,当扶元固本,故取背部肺俞穴、脾俞穴、肾俞穴及足三里穴。背部为五脏俞穴所会,为五脏所附,胸腹为五脏所在,六腑所裹,阴阳经络中脏络胸腹背,经络相贯,气相通应,故防治大多取背部腧穴。艾灸刺激背部穴位,通过脏腑经络而达到温阳利气、祛内伏之邪的效果,使肺气正常升降,温补脾肾,从而提高机体的抗病能力,防止和减少病情复发。

中医认为,人体阳气具有"卫外而为固"的作用,保持阳气充盛,即可达到"正气存内,邪不可干"预防疾病的目的,而通过悬灸器艾灸操作简单,易于掌握,经济实惠,具有温阳补气、温经通络、消瘀散结、补中益气等功效,从而达到防治疾病的目的。

(张凯熠　葛　谈　整理)

三、过敏性鼻炎

王某,男,30岁。

初诊:患者自诉10年前常习惯用冷水洗头,后于晨起或受凉后出现打喷嚏、鼻流清涕等症状,冬夏皆发,迁延不愈,间断发作。近年来患者诉感冒后加重,有时低头涕如清水,缓流不止,偶有鼻塞鼻痒。曾于当地耳鼻喉科医院做鼻镜检查,多次服用中西药治疗,后又改用针灸、磁疗等进行治疗,症状偶有控制缓解,但效果仍不明显,均未能治愈。刻下:晨起受风、平时受凉、闻到刺激性气味时打喷嚏、流鼻涕,鼻涕清稀如水状,专注工作时症状消失,晨起及夜晚症状明显,胃纳可,寐安,二便调。舌淡苔薄白,脉沉细。

西医诊断:过敏性鼻炎。

中医诊断:鼻鼽(肺气虚寒证)。

治则:温肺散寒,宣通鼻窍。

针灸方法:取穴上星、印堂、合谷、迎香。隔日1次,并嘱患者上述穴位按摩3次/d,3~5 min/次。

治疗两个月余,随证取穴加减,诉遇寒症状发作频率减少,症状明显减轻,其他时间症状均可。

按语:过敏性鼻炎是临床常见疾病,过敏性鼻炎属中医"鼻鼽""鼻渊"等范畴,以阵发性喷嚏、鼻流清涕、鼻塞等为主要症状。该病与遗传因素和过敏体质因素有关,一般春秋多发。

中医认为,本病主要由于肺气虚,卫表不固,腠理疏松,风寒乘虚而入,犯及鼻窍,邪正相搏,肺气不得通调,津液停聚,鼻窍壅塞,遂致喷嚏流清涕。本病多以清火、祛风、保肺为主;慢性发病者多由内伤导致,应根据脏腑、气血、阴阳辨证施治。本案患者患病日久,起病初期因起居不慎致头部受凉,头为诸阳之会,更伤及先天下元真阳。

印堂为治疗鼻病的要穴,主鼻塞、鼻渊、鼻衄等疾病。《玉龙歌》载:"鼻流清涕名鼻渊,先泻后补疾可痊;若是头风并眼痛,上星穴内刺无偏。"《指要赋》言:"鼻窒无闻,迎香可引。"宜浅刺捻转,或向上方沿皮刺。针灸治疗鼻炎的基本原理是通过疏通经络、调和阴阳、扶正祛邪以及行气活血等方法,以达到治疗疾病的目的。

针灸治疗过敏性鼻炎有一定的疗效,但对副鼻窦炎效果稍逊,但也可做对症针治。本病难点仍在于根治问题,鼻炎还容易出现其他并发症,这时候我们除了针灸、药物治疗之外,在生活中一定要多加注意护理,远离过敏原,平时养成良好作息生活习惯,同时在饮食上尽量吃清淡、温热、易消化饮食,少吃或者不吃辛辣酸冷食物,鼻炎问题也会随之被解决,发作的概率会变得越来越低。

(吴海生　整理)

四、鼻　鼽

田某,女,35 岁。

初诊:患者 10 年前因感冒后出现鼻塞、喷嚏,诊断为"过敏性鼻炎",自行使用激素类喷鼻药物后,起效明显,停用药物后易反复。近日因气温骤降鼻塞加重,遇冷热空气交替时极易打喷嚏,气短懒言,面色苍白。舌质淡,苔薄白,脉虚弱。

西医诊断:过敏性鼻炎。

中医诊断:鼻鼽(肺气虚寒)。

治则:宣肺散寒,通利鼻窍。

针灸方法:取穴上迎香、印堂、合谷、列缺、风门、肺俞、气海。

第 1 次治疗:针刺行针时患者即感左侧鼻腔通畅,当夜睡眠尚安稳,右侧鼻腔仍未通气。

第 2 次治疗:左侧鼻腔持续通气,右侧鼻腔恢复通气。针灸方法:取穴同上,加风门、肺俞、气海。

按语:《灵枢·口问》谓:"阳气和利,满于心,出于鼻,则为嚏。"《刘河间医学六书·素问玄机原病式》谓"鼽者,鼻出清涕也""嚏,鼻中因痒而气喷作于声也"。本病多因脏腑虚损,卫表不固,腠理疏松,风寒疫气乘虚侵袭,使肺失通调,津液停聚,壅塞鼻窍,气机受阻所致。治宜宣肺散寒、通利鼻窍。选取上迎香穴宣通鼻窍,配合印堂穴活络通窍;合谷为手阳明大肠经原穴、列缺为手太阴肺经经络穴,原络配穴,沟通表里两经,宣肺散寒、通络利窍。风门、肺俞可宣肺理气,肺开窍于鼻,肺气宣则鼻窍通。气海可扶正固本、培元补虚、温阳益气。

(朱　轶　整理)

五、耳石症

张某,女,60岁,退休。

初诊:患者2年前因劳累后出现头昏、头晕,随后反复发作,眩晕与头位变化有关,呈发作性,一般持续1min左右,无耳鸣、听力损失等耳蜗受损症状,伴有视物旋转、恶心、呕吐、双上肢麻木,无手抖,无昏迷及晕厥等症伴发,曾在专科医院就诊,经检查诊断为"良性位置性阵发性眩晕",经过手法复位及药物(具体供述不详)治疗后,上述症状好转。半个月前因劳累后感头昏、头晕症状加重,未予重视及治疗。患者症状仍有,故至我科门诊为求进一步针灸治疗。刻下:头昏头晕,无头痛、视物模糊,卧位时头向一侧转动可诱发眩晕,直立位及坐起或躺下时引起的症状轻微,只要保持侧头位,眩晕就会持续存在,伴有眼震且有方向性,遇劳即发,时有恶心、呕吐,双上肢麻木,神疲乏力,气短懒言。精神欠佳,纳差,二便调。舌淡红,苔薄白,脉细弱。

西医诊断:良性位置性阵发性眩晕。

中医诊断:耳石症(气血亏虚证)。

治则:益气活血,疏经通络。

针灸方法:①体针,选风池、神庭、头临泣、百会、天柱、大杼、大横;②头皮针,选额旁1线、晕听区;③腹针,引气归元(选中脘、下脘、气海、关元)。④操作:先嘱患者坐位,选用一次性无菌针灸针0.25 mm×25 mm毫针快针点刺风池、天柱、大杼、膈俞,得气后,行平补平泻手法后取针;再嘱患者仰卧,用0.25 mm×40 mm毫针针刺额旁1线、晕听区,进入皮下或帽状腱膜下层,行快速捻转手法,频率达200次/min左右,持续2～3 min;然后再依次针刺神庭、头临泣、百会、大横四穴引气归元,采用平补平泻手法。1次/d,7次为1个疗程,治疗7 d休息2 d。

治疗2个疗程后,患者头昏、头晕改善,体位改变时无诱发;治疗4个疗程后,无头昏、头晕现象,体位改变时无诱发,随访1年,患者无上述症状发作。

按语:耳石症是临床常见的一种内耳疾病,一般由耳石自囊斑脱落并落入半规管内所致。头部在沿受累半规管的平面运动后,耳石在重力的作用下移动,带动内淋巴液流动,使壶腹嵴顶偏移,诱发受累的半规管前庭传入电活动增加,从而激发位置性眩晕和眼震(管结石症)。后半规管结石症是位置性眩晕常见的类型,占总发病的80%～90%,右侧受累略较左侧常见。《景岳全书·眩运》载:"原病之由有气虚者,乃清气不能上升,或汗多亡阳而致,当升阳补气;有血虚者,乃因亡血过多,阳无所附而然,当益阴补血,此皆不足之证也。"患者长期劳累致气血亏虚,气虚则清阳不展,血虚则脑失所养,故头晕目眩;劳则耗气,故劳累甚。中医学理论体系的基本特点是整体观念和辨证论治,在此指导下,耳石症的治疗方案选取了体针、头皮针、腹针,共奏"益气活血,疏经通络"之功。

(吴海生　整理)

六、突发性耳聋

周某,男,66 岁,退休工人。

初诊：患者 1 年前因病毒性感冒后出现右耳突发性耳聋，伴耳鸣、眩晕，遂至当地医院就诊。经纯音听力测试示右耳重度听力损失，行西医综合治疗数周后疗效欠佳，又行鼓室内激素注射，症状无明显改善。此后，患者持续进行营养神经、活血化瘀治疗，症状虽有好转但右耳听力仍未恢复。2017 年 4 月 5 日再次行听力测试，右耳平均气导听阈（500 Hz、1 000 Hz、2 000 Hz）为 33 dB，为轻度听力损失且高频听力下降明显。刻下：听力下降，耳鸣，耳胀，眩晕，体型略胖，睡眠可，二便正常，舌红、苔白，脉缓。

西医诊断：右耳突发性耳聋。

中医诊断：风聋（气滞血瘀型）。

针灸方法：取穴翳风、耳门、听宫、百会、颅息、瘛脉、角孙、养老、液门。局部常规消毒后，选用 0.25 mm×40 mm 一次性针灸针，翳风直刺 15～20 mm；耳门、听宫直刺 5～10 mm；百会、颅息、瘛脉、角孙，平刺 5～10 mm；养老直刺 10～20 mm；液门直刺 10～15 mm。进针后使用捻转补泻手法催气，得气后留针 30 min，1 次/d。

2018 年 1 月 2 日，患者接受第 6 次针刺治疗，并行听力测试及红外热像仪检测，结果显示右耳听力已恢复正常；针刺前患侧耳温明显低于健侧,针刺后右耳耳温较针刺前升高明显。因患者偶有右耳耳鸣及耳闷胀感,故在我科继续治疗4次后痊愈,1个月后随访未复发。

按语: 现代医学认为,突发性耳聋的发病机制尚不明确,或与微循环障碍、病毒感染、自身免疫和圆窗膜破裂等相关,诱因主要有病毒感染、劳累、接触噪声、熬夜等,现有改善血流、使用糖皮质激素、高压氧、营养神经药物、心理咨询等治疗方法,但疗效一般。中医学认为,突发性耳聋属中医"暴聋""风聋""厥聋"等范畴,其病位主要在肝肾,与三焦、脾胃等脏腑密切相关。病机也无外乎虚实两端,实证常由外感风热之邪侵袭耳部经脉,或肝阳上逆,或痰、瘀血等病理产物阻滞经络,导致经气不通,耳脉闭阻;虚证多因肝肾阴精不足,濡养失司,或脾胃功能失调,气血生化无源,经脉失养,亦可造成听力下降。

患者年过六旬,阴阳渐虚,卫外不足,风邪直中耳脉,如《诸病源候论·耳病诸候(凡九论)》记载:"风入于耳之脉,使经气痞塞不宣,故为风聋。"且患者因失治,迁延日久,耳部经络气机不畅日益加重,又因气为血之帅,气机不畅则血行亦不顺畅,故患者耳脉失养,听力功能严重下降。针刺治疗以通调气血、疏导经络为原则。翳风为三焦经腧穴,《针灸大成》言:"主耳鸣耳聋,口眼㖞斜,脱颔颊肿,口噤不开,不能言。"耳门、听宫、颅息、瘈脉、角孙为局部诸穴,可疏通局部气血;液门为手太阳小肠经荥穴,可清泻耳经之郁热;养老为手太阳小肠经之郄穴,是小肠经经气深聚之处,且郄穴多治急症,用于治疗暴聋效如桴鼓;百会为督脉要穴,可提升一身之阳气,针刺百会可宣通上焦气血。

综上所述,针刺治疗暴聋多选取手、足少阳经及手太阳经腧穴,因手、足少阳经脉均"从耳后入耳中,出走耳前",手太阳经脉"却入耳中",此3条经脉在经络循行中都与耳有循行交汇,所谓

"经脉所过，主治所及"；辅以督脉的百会穴，可益气开窍、升提全身气机，上荣于耳，使耳窍气机畅达，共启宣畅经络、聪耳通窍之效。

（吴海生　整理）

七、目倦肝劳

王某某,女,41 岁。

初诊:患者因"双眼酸胀流泪时作 1 月余"就诊。一个月前患者长时间电脑工作后出现双眼酸胀不适,畏光流泪,无干痒红痛,无视力模糊,无头晕恶心。至医院查视力正常,眼底正常。予眼药水对症治疗后,效果欠佳。后至我院眼科予玻璃酸钠滴眼及眼部理疗后,效果不佳。现久视后双眼酸胀加重,闭目休息后缓解,略有干涩。伴腰酸痛时作,乏力,胃纳一般,夜寐多梦,二便尚可。查体:双眼结膜充血(+-),角膜明,前房正常,瞳孔圆整,光反射正常。舌红少津。苔薄脉细。

西医诊断:视疲劳。

中医诊断:目倦/肝劳(肝阴不足证)。

治则:滋养肝血明目。

针刺方法:取穴百会、印堂、安眠、翳风、印堂、攒竹、新明2、阳白、合谷、足三里、三阴交、太溪。平补平泻法,留针 30 min。

二诊:患者自觉酸胀感立减大半,久用电脑后未出现明显酸胀感,继续针灸 3 次后,随访酸胀感未出现,仍时有流泪,予杞菊地黄丸继续服用。随访无不适。

按语:视疲劳中医称肝劳,《备急千金要方》载:"读书、博弈过度而伤目者谓肝劳。"2014 年中华医学会相关专家共识认为,在明确视疲劳病因后,可依据以下症状诊断视疲劳:①不耐久视、短时间视物模糊;②眼干涩、灼热、眼痒、目胀、流泪;③头痛、头晕、记忆力减退、失眠。

目前信息化、电子化的飞速发展,增加了视疲劳疾病的发病率。西医眼科多从纠正屈光、改善调节功能治疗此病,多以外用滴眼等药物治疗,远期效果不佳,易复发。中医多采用辨证论治,或补益肝肾,或滋阴清肝明目,或气血双补,或配合针灸治疗视疲劳等,有一定的效果。此外,良好的用眼习惯在预防和治疗视疲劳方面,也有积极的作用。如避免过度用眼,增加体育锻炼,出现症状后到正规医院检查治疗;正确使用滴眼液,学会眼部按摩,增加营养;也可尝试眼部穴位熏蒸,促进眼部血液循环,从而缓解视疲劳。

(付松松　整理)

八、涎 腺 结 石

唐某某,女,57 岁。

主诉:反复双侧面腮部肿痛 6 年。

现病史:患者幼小时曾有腮腺炎史。近六年劳累后双侧腮部反复肿痛发作,伴口干,胀痛不适,多次外院消炎镇痛对症治疗。病史时有反复。2020 年 3 月 30 日,上海交通大学医学院附属第九人民医院颌面部 CT 结论:右腮腺导管结石伴左侧阻塞性腮腺炎可能;左腮腺结石。2020 年 4 月 6 日上海交通大学医学院附属第九人民医院面颌部 MRI 结论:双腮腺炎、颌下腺炎。予头孢、硝酸毛果芸香碱滴眼液治疗。查体:双侧腮腺红肿,压痛(＋＋)。可触及 3 cm×2 cm 硬结节。质硬,推动无活动。面部无溃破。舌淡红,苔腻,半夏苔。脉大。

西医诊断:涎腺结石。

中医辨证:患者女,年近半百,长期劳累,气血减亏,头面部经脉濡养不足,发为本病,每遇劳累发作,病程迁延不愈。且幼年患过腮腺炎,辨证为发颐病之气虚毒瘀证。舌脉亦为佐证。

治则:益气托毒,排石通络。

针灸方法:初次就诊面部针灸围刺法,留针 30 min。

二诊:红肿消退,仍有硬结,推之不动。压痛(＋－)。伴唾液分泌减少。劳累后双侧耳前区胀紧,右侧为重。胃纳尚可,二便调,夜寐欠安。舌淡,苔薄腻,脉沉细。取穴:肿块围刺,翳风、百会、风池、合谷、曲池、颊车、气海、关元、足三里。中药：补中益气汤和排石汤加减，7 帖，水煎服，日服 2 剂。药渣晾温至40℃，棉布包扎外敷肿块处 15 min，以皮肤无烫伤为要。

患者随访中，继续针药治疗。

按语：涎腺结石（又称涎石症）是大唾液腺疾病中的常见疾病，可发生于下颌下腺、舌下腺、腮腺。国内目前尚无具体流行病学统计数据。目前多以手术治疗，但临床该病多为多发性结石，手术风险及后遗症诸多。病轻时多口服生理盐水消炎消肿对症治理。病症严重时，考虑手术为主。

涎腺结石通常由不同的磷酸钙（主要是羟基磷灰石和碳酸盐磷灰石）与有机基质混合物组成，其病因和形成机制尚不清楚，可能与唾液成分、流速的变化，导管结构的改变，导管内异物及全身代谢状况等多方面因素有关。目前涎石症病因研究主要可分为两类：一方面是由于形态解剖因素（唾液管狭窄、唾液管憩室等）引起的唾液潴留，另一方面是唾液成分因素（唾液成分饱和度高、结晶抑制剂缺乏等）。

目前对于腮腺结石诊断最具特异性且有助于指导治疗的检查是涎管内镜。涎管内镜类似于输尿管镜、胆道镜等微创检查，可直接发现导管内结石位置、大小，弥补了彩超检查的不足。涎管镜结合彩超检查可进一步提高腮腺结石的临床诊断。通过查询文献发现，随着微创外科技术的发展，体外冲击波碎石和涎管内镜下碎石、取石等技术逐渐取代传统手术方式。利用体外碎石机由超声引导下对直径<7 mm 的结石进行震波碎石效果良好，可辅助服用排石颗粒、利胆消食片等。体外碎石无效者，可考虑采用涎管内镜下腔内使用取石篮直接取石；较大不易直接抓取结石，可选择腔内激光或气压弹道碎石后再行取石。但临床上多发性结石建议手术切除为主。

　　此例患者已经预约4个月后在上海交通大学医学院附属第九人民医院做口颌外科手术，但因疫情患者本人想通过传统保守方法暂缓控制疾病，强烈希望针灸治疗。

　　保守治疗针对较小结石，通过腺体按摩、促进唾液分泌、导管扩张等使结石排除。口服利胆排石片、排石颗粒具有清热利湿、调气通瘀、化积排石之功效，可加速结石排出。

　　根据患者的病情，制订益气托毒、排石通络针药结合法。一诊后患者自觉肿胀消失大半，二诊加入中药益气排石，患者随诊中。

　　面对复杂结石时，单一治疗方法并不能取得满意的效果。这时，我们可以考虑联合治疗，传统疗法补助正气，脱石外出，加快唾液分泌，控制病情复发。病重时，建议积极行涎管内镜辅助下手术切除，可根据结石所处位置、大小、数量等因素选择合适的手术方式，在取出结石的基础上，充分保留腺体功能，保护面神经，减少手术并发症。

（付松松　整理）

九、口　疮

（一）李某，男，26 岁。

初诊：口腔溃疡反复发作多年，疼痛难愈，食辛辣、熬夜后易发。纳可、大便干结、寐安，舌红苔剥、脉细数。自服维生素 B_2、患处喷西瓜霜后稍有缓解。遂来寻求中医诊治。

患者饮食无节、作息紊乱、熬夜较多，阳明气火有余，耗伤阴精，呈胃火旺、肾水不足之证。

针灸方法：取穴筑宾（双）、照海（双）、三阴交（双）、合谷（交替）1 次/d。第 3 次治疗：针后疼痛减轻，溃疡创面减小。第 5 次治疗：溃疡已愈，疗效满意，巩固治疗两次。

二诊：时隔一周，诉溃疡又发，原针灸方案治疗，1 次/d，三诊而愈。

三诊：时隔半月，诉溃疡又发，疼痛较前变轻。原针灸方案治疗，1 次/d，三诊而愈。后该患者返回重庆老家生活，随访获悉，口腔溃疡偶尔发作，但疼痛较轻，创面恢复较快。

（郎正宽　整理）

（二）施某，女，66 岁。

初诊：口腔溃疡反复发作多年，舌边、舌尖易发，寐欠安，时有烦躁，纳可，二便调，舌尖红苔少，脉细数。口服清热解毒中成药后无缓解，遂来寻求中医诊治。患者年老，素体阴虚，肾水亏虚,不能上济于心,心火独亢于上而致阴虚火旺之象,治以泻心火、滋肾阴、交通心肾。

针灸方法:取穴筑宾(双)、太溪(双)、三阴交(双)、足三里(双)、安眠穴(双),另后背夹脊穴拔罐。隔日治疗一次。第3次治疗:针后诉睡眠转好,溃疡创面减小,继续原针灸方案治疗。第5次治疗:睡眠改善明显,口腔溃疡已愈合,疗效满意又续治巩固两次停诊。

2个月后门诊反馈,睡眠改善后口腔溃疡发作较少,且较之前容易自愈。

按语:筑宾穴是治疗口疮病经验用穴,特别对阴虚火旺所引起的口腔溃疡有很好的效果。实际临床治疗中需要根据辨证和对症配穴,方显奇效!案(一)患者阳明气火有余,耗伤阴精,呈胃火旺、肾水不足之证,故配以照海、三阴交、合谷。案(二)患者肾水亏虚不能上济于心,心火独亢于上而致阴虚火旺之象。故配以太溪、三阴交、足三里、安眠穴;患者另有寐欠安,时有烦躁症状,遂采用后背夹脊穴拔罐亦是对症而施。

(郎正宽　整理)

十、面部痤疮

王某,女,26岁。

初诊:面部痤疮反复发作3年,两颊及额头多发呈散在红肿脓疱,数个可见脓头,其余红肿,肿块高出皮肤,平素已戒辛辣油腻,但时常情绪波动,易烦躁,失眠,盗汗,纳可,偶有口苦,二便正常,经期正常,偶有提前,经期胸胁部有明显胀痛。依据杨氏针灸刺络拔罐之法,采用三棱针结合气罐治疗,祛瘀拔毒,以治其表,针刺调理,以清其里。

西医诊断:面部痤疮。

中医诊断:寒痹(肝胆湿热)。

治则:清热泻火,疏肝解郁。

针灸方法:采用三棱针刺络拔罐结合针刺整体调节之法。

第1次治疗:头面部已成脓处常规消毒,三棱针刺痤疮根部,拔气罐于患处,留罐30~60 s,以拔出脓血为佳,放血后做好消毒,将已经成脓的痤疮尽数处理后再嘱患者平卧,取双侧合谷、太冲、三阴交、血海、丰隆,进针得气后平补平泻30 s,留针20 min。

第2次治疗:4天后复诊头面部治疗过的痤疮处明显好转,皮肤消肿,初诊无脓块瘀血残留,以此法持续治疗,每周1次,4次后患者痤疮基本痊愈,未见新发痤疮,患者自觉夜间盗汗消失,入眠较前容易,暂停治疗,嘱咐患者保持心情舒畅,清淡饮食。

按语：痤疮好发于颜面部，为累及毛囊皮脂腺的慢性炎症性皮肤病，中医学称之为"粉刺""酒刺"，本病各年龄段人群均可患病，但以青少年发病率较高，皮疹包括丘疹、黑头粉刺、脓疱、结节、囊肿及瘢痕等多种形态，具有一定的损容性，严重影响患者的生活质量和心理健康。本案借鉴杨氏针灸的絮刺火罐之法局部排脓祛瘀，意在使病邪能有出路，同时根据患者个体情况辨证施治，应用针灸对患者体质进行整体调节，从而取得了较好的效果。

（张晶莹　整理）

十一、面肌痉挛

叶某某,男,68 岁。

主诉：右侧眼睑及面部肌肉不自主跳动 1 年余。

现病史：患者 1 年余前无明显诱因出现右侧眼睑及面部肌肉不自主跳动,每日 10 余次,每次持续 1~3 min,尤以情绪激动时跳动明显,未予治疗。现病情自觉加重,伴情绪焦虑,睡眠欠佳,胃纳一般,大便不爽,小便略黄。

查体：右侧眼睑及面部肌肉不自主跳动,舌红、苔薄黄,脉弦滑。

辅查：头颅 CT 示轻度脑萎缩征象。

西医诊断：面肌痉挛。

中医诊断：面风病(阴虚内热风动证)。

治则：养阴清热,息风止痉。

取穴：百会、头皮穴(对侧运动区下 1/5)、阳白、太阳、丝竹空、球后、颧髎、下关、地仓、颊车、翳风、风池、合谷、太冲、足三里、三阴交、太溪等。

方义：采用近部取穴配合远部取穴。百会统领一身之阳气,对侧运动区下 1/5 抑制头面部神经过度放电;合谷、足三里以疏通阳明经气能祛除头面之风邪,配太冲,开四关以疏肝理气;翳风、风池能祛除少阳之风邪止痛;阳白、下关、颧髎、地仓、颊车等,均为局部取穴,以疏通患部之经气。

按语：原发性面肌痉挛患者多数在中年以后发病，女性较多。病程初期多为一侧眼轮匝肌阵发性不自主抽搐，逐渐缓慢扩展至一侧面部的其他面肌，口角肌肉的抽搐最易为人注意，严重者甚至可累及同侧的颈阔肌，但额肌较少累及。抽搐的程度轻重不等，为阵发性、快速、不规律的抽搐。

初起抽搐较轻，持续仅几秒，以后逐渐可持续数分钟或更长，而间歇时间逐渐缩短，抽搐逐渐频繁加重。严重者呈强直性，致同侧眼不能睁开，口角向同侧歪斜，无法说话，常因疲倦、精神紧张、自主运动而加剧，但不能自行模仿或控制其发作。

一次抽搐短则数秒，长至十余分钟，间歇期长短不定，患者感到心烦意乱，无法工作或学习，严重影响着患者的身心健康。入眠后多数抽搐停止。双侧面肌痉挛者甚少见。若有，往往是两侧先后起病，多一侧抽搐停止后，另一侧再发作，而且抽搐一侧轻另一侧重，双侧同时发病、同时抽搐者未见报道。少数患者于抽搐时伴有面部轻度疼痛，个别病例可伴有同侧头痛、耳鸣。

中医认为面肌痉挛多因风邪侵袭或阳亢血亏引动肝风而致，病在面部经络及肝，以实证居多。近年来，随着人们物质生活水平的提高，熬夜加班、抑郁群体逐渐增加、生活不规律，导致面肌痉挛患者门诊量有增加趋势。

面肌痉挛的治疗开始得到针灸界较广泛的重视，不仅仅是观察例数大量增加，更重要的是对刺灸法的多方面探索，从而出现了一些比较独特的刺法，如丛刺法、刺激面神经干法、浅刺皮部法及行气法等绿色行之有效的针灸特色技术。

（付松松　整理）

十二、面　瘫

（一）顾某，女，23 岁。

初诊： 2018 年 11 月 30 日晨起口角歪斜，经外院诊断为面瘫，予服药治疗，效果不明显，又外院针灸治疗 2 个月，疗效欠佳，遂来寻求中医诊治。症见左侧闭眼不全，额纹不显，左嘴角不能动、鼓腮不能，略塞饭，漱口漏水，左侧面部紧绷感，自觉左眼与左侧嘴角有牵动感，伴畏寒。纳可、二便调，寐安，舌淡苔薄白、脉紧。

辨证： 患者外感风寒，风寒阻于头面经络，经隧不利，筋肉失养则迟缓不用，未能及时散邪于外，综合临床症状辨证为风寒阻络证。

治则： 祛风通络。

针灸方法： 取穴百会、左鱼腰、左丝竹空、左四白、左地仓透颊车、左风池、足三里、三阴交、太冲（此三穴左右交替），隔日一次。嘱回家自行热敷，按摩，对镜进行面部表情训练。

第 3 次治疗：额纹现，左侧面部逐渐放松，鼓腮仍不能。

第 5 次治疗：抬眉可，闭目余一线未合，嘴角无明显改善。

第 7 次治疗：各症状均有好转，额纹加深、闭目可、左侧眼口牵动感消失，左嘴角仍不能动。加拔罐方案：取针后，在左侧耳后、额头定竹火罐 10 s，取下 1 min 后再定 10 s，反复 3 次；左侧面部闪罐至面部有烘热感。

第9次治疗：左嘴角开始能动，左鼻唇沟加深，余可，面部感觉自如。

第12次治疗：左嘴角活动渐渐好转如常，其他无碍，疗效满意又续治2次停诊。

按语：本案综合临床症状辨证为风寒阻络证，前期治疗未能及时散邪于外，通络于内。故治以祛风通络，并嘱自行热敷、按摩、对镜面部表情训练。七诊之后，嘴角仍然不能自主活动，遂加拔罐方案，定罐加面部闪罐，加强局部通络之功。后期针罐并用，果见其效，解决了该患者面瘫后期局部恢复不佳的问题。

（郎正宽　整理）

（二）葛某某，男，62岁。

现病史：患侧右侧面部板滞麻木，流泪，额纹消失，鼻唇沟变浅，眼不能闭合，口角向左侧牵拉。右侧不能做闭眼、鼓腮、露齿等动作。伴右侧耳内、耳后完骨及面颊疼痛及发热，口苦，大便干结，小便短赤，微恶风，头痛。舌红苔黄燥或薄黄，脉浮数或弦数。

查体：血压120/75 mmHg，神志清楚，查体合作，右侧前额皱纹消失，眼睑闭合不全，右侧鼻唇沟变浅，示齿口角歪向左侧，伸舌居中。

西医诊断：面神经炎。

中医诊断：面瘫病（风热袭络）。

治疗：予以营养神经药改善循环，理疗、针灸隔日一次。

治疗半月余，患者诉右侧面部肌肉能够轻微活动，右眼也能缓慢闭合，食物残渣少许仍停留在右侧齿颊部，右额可见略浅皱纹，眼睑能闭合，右侧鼻唇沟略浅，示齿口角略歪向左侧，伸舌居中,但患者症状改善较为缓慢。

按语:该病的病因与发病机制尚未完全阐明。由于骨性面神经管仅能容纳面神经通过,面神经一旦发生水肿,可导致面神经受压。风寒、病毒感染(如带状疱疹)和自主神经功能紊乱等可引起局部神经营养性血管痉挛,导致神经缺血水肿。早期病理改变为神经水肿和脱髓鞘,严重者出现轴索变性。

本病可发生于任何年龄,男性略多。通常发病较急,于数小时或1~3 d达高峰。病初可有麻痹侧乳突区、耳内或下颌角后疼痛。主要表现为患侧面部表情肌瘫痪,额纹消失,不能皱额蹙眉,眼裂增宽,闭合不能或闭合不全。闭眼时眼球向上外方转动,显露白色巩膜,称为 Bell 征。病侧鼻唇沟变浅,口角下垂,示齿时口角偏向健侧,不能吹口哨,不能鼓腮等。面神经病变在中耳鼓室段者可出现讲话时回响过度和患侧舌前 2/3 味觉丧失,影响膝状神经节者,除上述表现外,还出现患侧乳头部疼痛、耳郭与外耳道感觉减退、外耳道或鼓膜疱疹,称 Hunt 综合征。

该患者有脑梗史,但此次发病CT已排除脑梗复发,体质较差可能是影响治疗效果的原因之一。患者焦虑也是影响到治疗效果的原因,睡眠状况也不是很好,睡眠差致免疫力下降,可能也是原因。可以加上中药内服治疗,或针对其他症状如焦虑失眠给予增加穴位,如安眠、内关、神门;应用头皮针等;患侧面部用小的火罐走罐治疗,对顽固性面瘫有一定疗效。

面瘫患者调护:注意心理调护,因患者口角歪斜,暂时影响外观可能造成心理负担加重,应给予正确指导。鼓励患者及早治疗,告诉患者疾病的过程、治疗手段及预后,以增强患者的信心。多休息,少用眼,减少光源刺激,如不看电视、电脑/手机等。同时,应注意功能性锻炼,如抬眉,双眼紧闭,鼓气,张大嘴,努嘴,示齿耸鼻,湿热毛巾敷脖,每晚 1～2 次以上,勿用冷水洗脸,遇风、雨寒冷时,注意头面部保暖。采用中医综合治疗和心理治疗并重的方法,可以提高疗效。

(付松松　整理)

十三、偏 头 痛

吴某,女,56 岁。

初诊:患者近 30 年反复出现头痛,双侧颞部为主,曾在省城医院神经内科就诊,头颅 CT、MRI 均未见明显异常,诊断为偏头痛,常年口服布洛芬等止痛药,疼痛较轻时可缓解。近年来,疼痛每月发作 3～4 次,持续时间 2～3 d,难以忍受,口服西药镇痛剂效果欠佳。2 天前因工作繁忙、情志不畅致头痛复作,右侧颞部疼痛为主,呈胀痛,难以忍受,连及右眼作胀,伴恶心欲呕、颈肩酸胀,手不麻,心烦焦虑,口苦,纳食欠佳,大便偏干,因痛而难以入睡,舌质淡红,苔薄白,脉细弦。血压 130/85 mmHg。

西医诊断:偏头痛。

中医诊断:头痛(肝阳上亢证)。

治则:平肝息风,通络止痛。

针刺方法:取穴阿是穴、颈夹脊、攒竹、头维、百会、神庭、太阳、太冲、风池、合谷。电针 20 min。拔罐 10 min。

中药治疗:*天麻钩藤饮＋九味羌活汤加减。*

按语:偏头痛为临床常见疾病,是一种以反复发作的单侧或双侧搏动性头痛为主要表现的神经系统疾病。该病相当于中医"偏头风、头风、头痛、偏头痛"等病症范畴。其发病与自主神经、血管舒缩功能、体液物质等因素有关。中医认为本病系由风邪、气郁、阳亢、痰浊、瘀血叠加,致使经络痹阻,阴阳失调,气血逆乱于头部所致。本病实证以风、痰、瘀为主，虚证以阴血亏虚为多，与肝、脾、肾关系密切，尤其与肝脏关系最为密切。

本例患者发病已30余年，辨证为偏头痛之肝阳上亢证，舌脉亦为佐证。患者右侧颞部跳痛，难以忍受，连及右目，所谓"肝阳上升，头痛如劈，筋脉掣起，痛连目珠"之意；颈项酸胀，乃因"东风生于春，病在肝，俞在颈项"（《素问·金匮真言论篇》），即肝阳亢奋于上，经输不利所致；心烦口苦，即因肝阳化热之故。选取阿是穴、颈夹脊、攒竹、头维、百会、神庭、太阳、太冲、风池、合谷等。

颈夹脊穴有别于古载夹脊穴之范畴，其以太阳经脉项部循行取穴，取椎旁旁开0.5寸刺之，刺达一定深度后，可使太阳经脉疏通，气血调畅通达则不痛之效显现。邪在少阳经之偏头痛，疏通少阳经气，开四关（太冲、合谷）以清肝解郁，郁热除痛自止。《医碥·头痛》言："内邪不一，皆统于风，以高巅之上惟风可到也。故不论内外邪，汤剂中必加风药以上引之。"故中药天麻钩藤饮联合九味羌活汤加减治疗平息内外之风。因其睡眠不安亦影响疾病康复，需积极治疗，入酸枣仁、夜交藤以安神助眠，久病入络，宜活血化瘀，酌情加入三七、延胡索等养肝血、通肝脉、宁魂舍，且能止痛。数次治疗后，患者病情改善明显，继续针药治疗观察中。

肝阳上亢是临床常见证型，若头痛较剧，可伴有其他相关症状，未发病时也可没有任何症状。本病治法首重风、痰、瘀，即祛风化痰、活血止痛，在临床证候典型时自不必言，在证候不典型时，亦可采用此法治疗，根据风、痰、瘀的偏轻偏重酌情调整药物，并可加用虫类息风通络药如蜈蚣、全蝎、僵蚕等以增强疗效。本病有一定的诱因，提醒注意小心避免，可减少发作。

（孙　静　整理）

十四、急 风 病

庄某,男,71岁。

主诉:右侧肢体活动不利10天。

现病史:1天前因言语含糊伴右侧肢体无力至曙光医院急诊就诊,当时患者神清,对答切题,言语含糊,眼球活动正常,伸舌稍右偏。心肺无殊,右上肢肌力Ⅲ级,右下肢Ⅳ级,左侧Ⅴ级。头颅CT示:①左侧基底节及放射冠区低密度影,脑梗死可能性大,建议行MRI进一步检查。②轻度老年性脑改变。因超过溶栓时间窗未予溶栓,遂收入院治疗,予拜阿司匹林、硫酸氢氯吡格雷片抗血小板凝集,阿托伐他汀钙片调脂稳斑,长春西汀片改善脑代谢,复方曲肽注射液营养神经,苯磺酸氨氯地平片控制血压,依达拉奉清除氧自由基,疏血通注射液活血化瘀等治疗后,患者病情平稳出院。

现患者言语稍含糊,对答可,右侧肢体活动欠佳,为求进一步康复治疗,至我科就诊。刻下:患者言语稍含糊,右侧肢体无力,无胸闷头痛,无耳鸣耳聋,无视物模糊,寐纳可,二便可。查体:神清,对答切题,言语含糊,眼球活动正常,伸舌稍右偏。心肺无殊,右上肢肌力Ⅲ级,右下肢肌力Ⅳ级,左侧肌力Ⅴ级。

西医诊断:脑梗死(急性期)。

中医诊断:急风病(风痰阻络证)。

治则:祛风化痰通络。

取穴：百会、左侧颞前线、左侧颞后线、头维、太阳、承浆、廉泉，右侧肩三针，曲池，手三里，外关，合谷，右侧风市、梁丘、足三里、阳陵泉、上巨虚、绝骨、太冲等。

方义：以阳明经及肢体循行部经络穴位为主，辅以太阳、少阳经穴。电针、微针针刺加强局部刺激；手指点穴明确定穴，助其得气；红外线治疗活血化瘀；穴位贴敷、耳穴压丸等。

按语：针对本例病证，宜在辨证的基础上结合经络辨证的思想。通过辨经，可以首先确定病邪的侵袭部位及可能的病变脏腑，对明确病因和病机至关重要，同时再根据经络脏腑的交接关系把握其可能的传变途径与趋势，有利于确定适当的治疗原则和方法。

针灸治疗方面，本病按经络辨证，当取手足阳明经穴为主，辅以太阳、少阳经穴。应对目前情况，运用针灸治疗促进机体功能恢复，振奋元气，补益正气。正如《素问·痿论篇》描述为肝主身之筋膜，脾主身之肌肉，肾主身之骨髓，因三脏受损或邪气侵袭可生筋痿、肉痿、骨痿，本病的病机应概括为肾精亏损、气血不足、痰瘀阻络，临床表现为三痿并存。

针灸治疗本病辨经与辨证并重，经络"内属脏腑，外络支节"，五脏六腑通过经络联成一体。此患者为头系疾病，手足三阳经皆会于头，头为"诸阳之会"，在辨经的基础上，根据疾病的发展进程和临床表现，再行辨证。通过辨证，明确疾病的目前状况，以便采取更准确的治疗措施。

（付松松　整理）

十五、眩 晕 病

王某,女,教师,36岁。

主诉:阵发性头晕7年,加重2个月。

现病史:患者7年前无诱因下出现阵发性头晕,如坐舟车,感觉周身环境转动,呕吐,血压低,耳鸣如蝉声,曾行西医检查有内耳平衡失调,诊为梅尼埃病(耳石症)。予药物对症治疗后,病情时有反复。近2个月来头昏头晕,不能久看书,稍久则头痛头晕加重,胃部不适,有欲吐之感,并摇晃欲倒,食纳减退,有少许痰,嗳气,矢气多,大便正常,皮肤发痒,夜寐差,噩梦多,小便稍频,有时脱肛,脉弦细无力,舌淡无苔。

查体:神疲,颈椎活动尚可,双侧C3~C7棘突旁压痛(+-)。转项可,压颈试验(+)。舌淡苔薄,脉沉细无力。外院耳镜检查示内耳平衡失调。

西医诊断:梅尼埃病。

中医诊断:眩晕病(气血亏虚证)。

治则:补益气血,息风止眩。

取穴:百会,风池、太冲、内关、足三里、丰隆配合头针。百会为补气主穴,风池祛风通络治眩晕,太冲、内关理气舒心、足三里补益,丰隆祛痰湿,配合头针疏通局部气血,益气升阳。

中药治疗:补中益气汤加减。炙黄芪30 g,党参、茯苓各15 g,柴胡、升麻、当归、陈皮、炒远志、法半夏各10 g,白术12 g,

炙甘草6g,生姜3片,大枣3枚。服7剂,1剂/d。

二诊：诸症见轻,由于看电视稍久,6天前严重失眠,大便有时燥结,近日二便尚脉迟滑,舌正中心苔薄黄腻,似有食滞之象,仍拟前法。原方黄芪改15g,加枣仁15g、山楂10g。

三诊：服药后自觉见效,食欲及睡眠好转,二便调,精神佳,看书写字较前久些,小便正常,脉虚,舌正无苔。改心脾肝并调,予补中益气丸(每早服10丸)、归脾丸(每晚服10丸),感冒时停服。药后失眠、头晕消失。

按语：眩晕首见于《内经》,称为眩冒,"诸风掉眩,皆属于肝""髓海不足,则脑转耳鸣,胫酸眩冒""上虚则眩""故邪中于项,因逢其身之虚……入于脑则脑转,脑转则引目系急,目系急则目眩以转矣""木郁之发……甚则耳鸣眩转"。《丹溪心法》载"无痰不作眩"。《景岳全书》言"无虚不作眩"。

眩和晕其实两个不同的概念,眩就是看东西天旋地转,晕就是我们走路的时候自觉不稳、不平衡。就临床而言,大概有百分之六七十的患者有过针灸治疗,都能得到明显的改善。但是在治疗眩晕的同时,采用一些中成药等辅助治疗手段,是针药结合的综合施策,效果就很明显,所以在临床中眩晕也是针灸治疗优势病种之一。

(付松松　整理)

十六、帕金森病

王某,男,76 岁。

初诊:患者 20 余年前因"双上肢震颤伴行走不利"诊断为帕金森病,长期服用多巴丝肼、金刚烷胺治疗。症状持续加重,曾于外院行针灸治疗,症状有所改善。此次就诊,症见两上肢震颤,持物尤甚,不能书写,前冲步态,行走不利,时有头晕耳鸣,失眠多梦,舌淡苔白,脉虚弦。

西医诊断:帕金森病。

中医诊断:颤证(肝肾虚损、虚阳内扰)。

治则:补益肝肾,填精补健。

针刺方法:取百会、印堂、头临泣、率谷、风池、合谷、曲池、足三里、太冲、外关、天枢、关元、太溪。取仰卧位,百会、合谷、太冲逆经方向而刺,头临泣、率谷、印堂、足三里、曲池、天枢、关元、太溪顺经方向而刺,深度在 0.5～0.8 寸,得气后,头临泣、率谷各接电极,电针频率为 2 Hz,电流强度为 1～2 mA,留针 30 min。每周 3 次。

针刺治疗 1 个月,患者双上肢震颤减轻,无明显头晕耳鸣,纳可寐安。继续每周针刺 2 次,病情控制平稳。

按语:帕金森病是一种常见并且逐渐进展的神经系统退行性疾病,主要发生于中老年人群,临床以静止性震颤、运动迟缓、肌强直和姿势步态异常等运动障碍症状为特征,也可能伴有复杂的非运动症状,如抑郁、冷漠、睡眠困难、认知异常、便秘、疲劳等,严重影响患者的生活质量和独居的能力。

　　帕金森病在中医属于"颤证"的范畴,中医对颤证的认知有着久远的历史,本病的病位在脑,病性为本虚标实,病因病机主要是肾精不足、肝肾亏虚致脑髓失养为本,内风痰瘀等病理因素为标。

　　本病病程漫长,治疗不易,经久难愈,往往因虚致实,因实致虚,病理变化复杂,虚实寒热夹杂,故治疗时需标本兼治。而本病的风、痰、火等标实,大多在肝肾亏虚的基础上产生,故治疗上应该特别重视补益肝肾,这是治疗本病的关键所在。本案诸穴同用,可沟通督脉、肝、肾三者的精血运行,起到补益肝肾、补髓聪脑、平肝息风的作用。

(黄炜婷　整理)

十七、痉挛性斜颈

余某,女,25 岁。

初诊:患者半年前无明显诱因出现头颈不自主向左侧歪斜,颈部肌肉僵硬,活动受限。遂于当地医院神经内科门诊就诊,颈椎磁共振提示颈椎退行性变。经口服药物治疗后(具体药物不详)症状反而加重,脖子不停地抽动伴随不自主持续摇摆。脑 MRI 显示未见明显异常。门诊诊断为"痉挛性斜颈"。予氟哌啶醇片、安坦片、灯盏生脉胶囊口服药物治疗,局部肌内注射 A 型肉毒毒素缓解肌肉痉挛,远期效果欠佳。现仍有头颈不自主向左侧歪斜,颈部肌肉紧张,活动受限,精神紧张或情绪激动时加重,休息睡眠时症状减轻,颈部肌肉酸痛,无头晕头痛,四肢活动自如,神清,精神较差,纳可,寐欠安,二便调。舌暗红,苔薄白,脉弦细。查体:颈部肌肉紧张,右侧胸锁乳突肌肌紧张,颈强直(+)。

西医诊断:痉挛性斜颈。

中医诊断:痉证(肝肾不足)。

治则:补益肝肾、养血柔筋、通经活络。采用针刺为主,辅以心理上的安慰、鼓励、支持治疗。

针刺方法:取患侧阿是穴、扶突、天窗、天鼎、肩井、双侧风池、百会、印堂、后溪、三阳络、太冲、足三里、三阴交,针刺得气后留针 30 min,每隔 10 min 行针 1 次,起针时执针的手指轻捻转动针柄,边捻边提,当其有较强针感后出针。隔日1次。

经过2周治疗,患者颈部歪斜好转,局部肌肉较松软,无明显抽搐、疼痛。此后减少颈部局部取穴,以阿是穴及肢体远端穴位为主,巩固疗效。

按语:痉挛性斜颈又称颈部肌张力障碍,临床表现为起病缓慢,头部不能随意地向一侧旋转,颈部则向另一侧屈曲,多累及胸锁乳头肌、头夹肌、斜角肌、斜方肌及肩胛提肌等,常伴有姿势性震颤、某些特定的运动不能及相应肌肉的痉挛性疼痛等。可因情绪激动而加重,随睡眠完全消失。本病证以成年人多见,至今病因不明。临床常运用 A 型肉毒毒素注射病变肌肉的方法进行治疗,其作用时间可持续数月,但带来的不良反应也很明显。

本病属于中医学"痉证"的范畴。《素问》载"诸风掉眩,皆属于肝""骨者髓之府,不能久立,行则振掉"。肾主骨生髓,肝肾不足为本类疾病内因之一,同时临证上也应注重调神。督脉为"阳脉之海",总督一身之阳。阳气不能上升下达,则阴血郁闭,气血运行不畅,筋脉失养,出现颈项强直,活动不利甚或抽搐、痉挛。治疗上取督脉之百会、印堂,通督脉之后溪穴以调神志、和阴阳。配合颈项肩背部局部取穴,疏调局部经筋,改善痉挛。再结合补肝肾气血的太冲、足三里、三阴交。诸穴合用共奏疏调经筋、补虚散邪之功。同时,痉挛性斜颈的康复是一个逐渐起效的过程,除针刺治疗以外,要对患者辅以心理治疗,要帮助患者树立战胜病魔的决心和信心。

(黄炜婷　整理)

十八、小儿抽动症

陈某,男,7岁。

初诊:患儿1年前开始不自觉出现吸鼻、眨眼、咬唇、皱眉、耸肩,偶有肢体抽动。于复旦大学附属儿科医院就诊检查,脑电图、头颅CT未见明显异常,后未予正规治疗。患儿既往无病毒感染史,无脑炎病史,外院诊断小儿抽动症。考虑患儿年龄等实际情况未予西药治疗,遂致我科就诊,初诊时耶鲁综合抽动严重程度量表(Yale Global Tie Severity Scale,YGTSS)评分35分。刻下:患儿仍不自觉出现摇头、眨眼、抿嘴、吸鼻,时作时止,不喜与人交流,注意力不集中,动作过多,智力正常,四肢肌力及肌张力正常,病理征阴性。面色萎黄,形体消瘦,精神欠佳,食欲不振,平素易感冒,小便次数多,量不多,偶见便溏,舌质淡、苔白腻,脉弦细。

西医诊断:小儿多发性抽动症。

中医诊断:慢惊风(脾虚肝旺型)。

治则:健脾益气,平肝息风。

针灸方法:取穴舞蹈震颤区(2区上2/5段,运动区向前移动1.5 cm距离的平行线)、隐白、行间、百会、风池、合谷、太冲、三阴交、足三里、中脘。舞蹈震颤区针刺时与头皮呈15~30°,刺入帽状腱膜下,随后快速捻转数次。百会穴平刺0.5~0.8寸。合谷、太冲、三阴交、行间、中脘直刺、隐白穴浅刺0.1

寸。风池穴针尖微下,向鼻尖斜刺,进针 0.2～0.3 寸,针刺得气后,静留针 30 min。每周 2 次,10 次为 1 个疗程。

治疗 2 周:患儿双目有神,面颊红润,精神良好,突然快速无节律地抽动明显减少,在家学习时注意力较前集中,自我控制良好,小便次数减少,但因天气突变,患儿受凉感冒,鼻流清涕,咳嗽伴咳痰为少量白黏痰,舌淡红、苔薄白,脉浮。

治疗 4 周:患儿外感症状已好转,眨眼、吸鼻、抿嘴、摇头耸肩等动作基本消失,与外人互动渐多。嘱咐其家长应多与其交流,适当参加户外活动,注意患儿心理健康。

2 个疗程后症状基本消失,2 个月后随访,无复发。

按语:小儿抽动症是一种儿童期常见的潜在慢性神经精神系统疾病,临床表现以慢性、波动性、多发性、运动肌的快速抽动,同时可伴有不自主爆发性发声、猥秽言语、模仿性语言、奇癖生活方式为特征,对孩子身心健康成长十分不利。多根据其临床表现归为中医的"慢惊风""筋惕肉眴"等病证范畴。发病与先天因素关联,涉及心、肝、脾等脏腑,与脑密切相关。中医认为儿童为纯阳之体,生理上具有"脏腑娇嫩,形气未充,生机蓬勃,发育迅速"的特点,同时,小儿也是"稚阴稚阳之体",容易出现阴阳失调的情况,有着"发病容易,传病迅速"的病理特征。"小儿肝常有余,脾常不足",加之部分儿童先天禀赋不足,后天出现情志失调或者饮食不当,引起水不涵木、肝阳过亢生风,抑或是脾虚生痰、生风,再者肝木旺而克伐脾土,风痰滞于经络,四处流窜引发运动性抽动或发声性抽动,抑或多种抽动形式并见。

在本病的治疗上太冲为肝经原穴、腧穴,配以三阴交可滋阴潜阳、镇静安神、健脾益气、祛风调血。太冲配合谷"开四关",既可镇静安神,又可解痉息风。胃之募穴中脘,因脾胃相表里,故可健脾燥湿,行气化痰;足三里为足阳明胃经合穴,也是胃之下合穴,可健脾和胃化湿。隐白穴为脾经的井穴,《针灸甲乙经》指出:"隐白者,木也,足太阴之所出也,为井。"古人认为井穴为经气所出,如水之源头。故隐白穴为脾经首穴,经气始发之处,可补益脾气。隐白即是"鬼垒",又是十三鬼穴之一。鬼穴可调节阴阳平衡,主治精神类疾患。风池为足少阳与阳维脉交会穴,长于祛风,可用于一切风证,具有息风止痉等作用。行间属足厥阴肝经,为肝经荥穴,《针灸聚英》:"补充行间亦可治小儿惊风等病症。"舞蹈震颤区处于大脑额叶运动中枢前部,头部的具体定位在运动区前移 1.5 cm 宽的平行带,对应大脑皮质投影的第 1、第 2 运动中枢。以大脑皮质功能定位为理论依据,临床常用于脑源性疾病的治疗。从经络循行角度来看,这条平行带贯穿督脉,并斜穿足太阳膀胱经、足少阳胆经,肝胆经互为表里,督脉又是阳脉之海,因此针刺舞蹈震颤区可平肝潜阳,息风止动,使机体阴阳平衡而达到治疗抽动的效果。百会穴为"诸阳之会",具有升提阳气、通督定痫之效,是足太阳经与督脉交会穴,也是各经脉之气会聚之处,与脑的联系密切,可醒脑调神,促进头部气血运行,调节机体阴阳,镇静安神。《针灸大成·治病要穴》:"百会主诸中风等症,及小儿急慢惊风。"余随症配穴多针对局部症状,故采取局部取穴方式,主穴与配穴配合运用起到调神醒脑、平肝息风的作用。上述穴位组合,共奏疏肝健脾、息风化痰之功效。

(吴海生　整理)

十九、郁 证

（一）张某，女，30 岁。

初诊：患者 2 个月前因工作不顺出现情绪低落，时有忧愁、焦虑等症状，伴胸胁胀痛、胸闷。近半个月来间断出现沉默寡言，伴多梦、易醒，症状呈渐进性加重趋势，因惧怕西药副作用大，遂求助于针灸。患者表情愁苦，心烦易怒，时有胸闷太息，月经尚规律，食欲差，睡眠差，多梦、易醒，小便正常，便秘，3 d 一行，舌淡红，舌苔薄白，脉弦。否认家族性遗传病史。

辅助检查：于市精神卫生中心检查，汉密尔顿抑郁量表（HAMD）评分为 15 分，流调抑郁量表（CES - D）评分为 20 分。

西医诊断：阈下抑郁。

中医诊断：郁病（肝郁气滞证）。

治则：行气疏肝，安神解郁。

针刺方法：取穴百会、神庭、率谷、太冲、合谷、风池、曲池、内关、阳陵泉、足三里、太溪。穴位有双侧者均取双侧。操作：患者取仰卧位，常规针刺得气后，太冲、合谷、曲池行泻法，余行平补平泻法，静留针 30 min。每周治疗 3 次。

2 周后，患者自觉忧愁、焦虑症状明显减轻，睡眠、纳食改善。去太溪、率谷、曲池、风池等穴继续针刺治疗，1 个月后，患者情绪稳定，睡眠质量提高，诸症明显改善，HAMD 评分为 2 分，CES - D 评分为 1 分，病情基本痊愈。随访 1 个月，未见复发。

按语：阈下抑郁(SD)是指以情绪低落、兴趣丧失等抑郁症状为主要表现，但症状的持续时间、严重程度未达到《美国精神障碍诊断统计手册》第5版(DSM－V)抑郁症诊断标准的心理亚健康现象。随着生活节奏的加快和社会压力的增加，阈下抑郁这一抑郁症的新亚型日益困扰人们，损害其职业能力、妨碍其社会功能、增加其医疗负担，同时也成为罹患重度抑郁症的重要风险因素。目前现代医学对SD缺乏公认、有效的治疗方法，多数采用心理行为治疗、阅读疗法、生物反馈治疗等，而是否采用抗抑郁药物或采用何种药物治疗尚未形成统一看法。

根据阈下抑郁的临床特点，传统医学可将其纳入"郁病"范畴。郁病主要病因为情志失调，且多由数种情志相互影响、长期作用而致病。情志过极、气机郁滞为其基本病机，病位以肝为主，与脾胃、心密切相关。治疗以行气疏肝、安神解郁为主。上述诸穴配伍，既疏通肝胆之气，又宁心安神、固本培元，同时兼顾脾胃，脾升胃降，使周身气机圆通，补泻兼施，诸穴共奏理气调经、解郁调神之功。

（黄炜婷　整理）

（二）张某，女，35岁。

主诉：心情低落三年余，加重两月。

现病史：精神抑郁，善太息，时急躁易怒，心烦胸闷，胁肋胀痛，失眠多梦，目赤口苦，纳可，小便黄，大便一日一行。查舌质红，舌苔黄，脉弦数。

西医诊断：抑郁发作。

中医诊断：郁证（肝火旺盛）。

治则：理气解郁，清肝泻火。

针灸方法：取穴合谷、太冲、期门、百会、四神聪、安眠、膻中、内关、神门、三阴交、足三里、阳陵泉、肝俞、心俞。其中，四神聪接电针，余留针30 min后出针。每周治疗3次，10次为1个疗程。

拔罐疗法：背俞穴拔罐，留罐8 min。

中药治疗：柴胡、龙胆草各6 g，郁金9 g，黄连6 g，制吴茱萸3 g，焦栀子12 g，黄芩6 g，赤芍9 g，蜜麸炒白芍9 g，生丹参、淮小麦各30 g，蜜麸炒枳实、制香附各9 g，当归6 g，炒酸枣仁9 g，茯神15 g，合欢皮9 g，玫瑰花、甘草各6 g。水煎服。

二诊：间隔3 d，患者自述心烦胸闷略有缓解，入睡较前容易。处方：针灸治疗在上方基础上，加行间。每周治疗3次。内服煎药同前。

三诊：间隔4 d，患者自述情绪改善，胁肋胀痛、口苦减轻。愿继续进行治疗。处方：针灸处方同前。内服煎药在原方基础上，加泽泻、金钱草、虎杖各15 g。7剂，水煎服。针灸治疗1个疗程、内服中药14剂后，患者自诉情绪低落、胁肋胀痛、口苦、失眠，均有较大改善。效不更方，继续治疗1个疗程，巩固疗效。

（魏海燕　整理）

二十、不　　寐

（一）宋某,女,40岁。

初诊:失眠2个月,近两周加重。诉因事自责、焦虑,夜眠欠佳,渐渐夜不能寐,稍有杂事,整夜难眠,伴头痛、乏力,心悸阵发,胃肠不适、经常腹胀,咽部异物感明显。胃纳一般,二便调,舌淡红苔薄白、脉弦细。曾至市精神卫生中心就诊,口服抗焦虑药、抗抑郁药、安眠药1个月,效果不佳,遂来寻求中医诊治。

诊断:患者中年压力较大,情志不遂,肝失调达,多思多虑,耗气耗血,而致脾失健运、心神不宁。

治则:安神定志,疏肝健脾。

治疗:先行言语疏导,再给予针灸治疗。

针灸方法:头针、腕踝针、天突(行针三次增强针感),中脘、天枢(双)、气海。1次/d。起针后咽部异物感减轻大半,患者备感欣喜。

第2次治疗:3月18日晚睡眠有6h,咽部异物感不明显,患者倍增信心来诊。原方案治疗效虽好,但还不稳定,并嘱若有反复不要过分担心,保持平常心。

第3次治疗:3月19日晚睡眠有6h,3月20日因遇事多思,仅睡1h多,咽部异物感尚有。继续治疗,并言语疏导,告知不要轻易自我归类为精神病患者,徒增精神负担,逐渐释然。

第4次治疗:前一夜睡眠有6h,咽部异物感,胃肠无不适、偶感腹胀,心悸阵发减少,诉工作较忙,隔日诊疗。

第5~7次治疗:基本每夜睡眠达到6 h。

第8次治疗:睡眠可、咽喉无异物感,因有胸闷、心慌发生,加针膻中(建议外院心脏检查)。

第9次治疗:胸闷、心慌偶发,患者告知心脏检查无异常。调整治疗频率为每周2次。

第15次治疗:睡眠可、偶有心慌感、无其他不适,停诊。

2019年底因胃肠不适,腹胀前来就诊,反馈停诊后,有几次因出差睡眠不佳外,其余尚好,情绪稳定。

按语:该患者因情志不舒,遂生诸症。前期诊治过程中又因内心不接受焦虑抑郁类定性诊断,备受煎熬,虽然服药,未见其效。在朋友介绍下,对中医针灸寄予希望。诊治过程中充分了解病情及心态,患者中年压力较大,情志不遂,肝失调达,多思多虑,耗气耗血,致脾失健运、心神不宁。治以安神定志、疏肝健脾。故在治疗时先行言语疏导,再给予针灸治疗,其间针对梅核气症状,取天突穴行针3次以增强针感,起针后咽部异物感减轻大半,患者备感欣喜。给予患者信心的同时嘱疗效虽好,但还不稳定,若有反复不要过分担心。后续治疗在针灸起效的基础上多次言语疏导,告知不要轻易自我归类为精神病患者,徒增精神负担,逐渐释然,身心症状逐渐消失。本案重在针灸疗效为基础,同时调理情志,身心同治,疗效满意。

(郎正宽 整理)

(二)洪某,女,65岁。

初诊:素有失眠、眩晕、乏力等,近1~2年长期夜寐欠安,不易入睡,多梦易醒,心悸健忘,伴有头晕、四肢倦怠,舌淡苔薄,脉细无力。症属心脾亏虚引起脏腑功能紊乱,气血失和,阴阳失调,阳不入阴而发病。治宜补益心脾,养血安神。

针灸方法:风池、风府(双侧)、完骨(双侧)、天柱(双侧)、失眠(双侧)用揿针的方法,长时间埋针持续刺激,留针 6～12 h,调和阴阳,以使脏腑阴阳平衡。

中药治疗:蜜炙黄芪、党参各 15 g,炒白术、当归、人参须、龙眼肉、制远志、炒酸枣仁各 10 g,木香 5 g,蜜炙甘草 3 g,柏子仁、醋五味子各 10 g。1 剂/d,水煎服,2 次/d。

二～六诊:隔 3 d 一次,用原方针治 1 次,服药 1 帖。

七诊:第 8 天,针药结合,失眠较前好转。揿针位置:同上。内服煎药:同上方。

治疗 10 次后,患者病情基本好转。患者之前口服半粒镇定安神药(艾司唑仑片)睡眠易惊,欠佳。目前患者诉睡眠已较前明显好转。

按语:睡眠障碍已成为影响较大的疾病之一。有过失眠体验的老年人有 70% 以上。《黄帝内经》里提出:"胃不和则卧不安。"指出胃部疾病跟睡眠有很大关系。老年人脾胃一般较差,脾胃功能主运化,脾胃不好,运化就会失常,血液生化无源,可出现血虚、气血不足的症状,引起心血不足、心神不宁,从而引起睡眠障碍的发生。

(李　烨　整理)

(三)谢某,女,66 岁。

主诉:失眠七年余,加重 1 个月。

现病史:夜寐不安,入睡困难,易醒,多思多虑,醒来不易入睡。平均每日睡眠时间为 2～3 h。曾服用中药半年无明显效果,目前服用西药右佐匹克隆,1 片/d。纳差,大便稀溏,乏力,偶有心慌,无眩晕、无头痛、无耳鸣,舌淡苔薄有齿痕,脉沉弱。

西医诊断：失眠。

中医诊断：不寐病(心脾两虚证)。

治则：补益心脾，宁心安神。

针灸方法：取穴印堂、百会、四神聪、安眠、天枢、中脘、气海、关元、内关、神门、三阴交、足三里、心俞、脾俞、胃俞。其中，四神聪接电针，余留针 30 min 后出针。同时配合艾灸中脘、神阙、足三里穴。每周治疗 3 次，10 次为 1 个疗程。

中药治疗：蜜麸炒黄芪、党参各 10 g，蜜麸炒白术 30 g，白茯苓、茯神各 15 g，炒当归、制远志各 9 g，炒酸枣仁 12 g，煅龙骨、煅牡蛎、丹参各 15 g，首乌藤 30 g，甘草 6 g。水煎服，2 次/d。

二诊：间隔 3 d，患者自述入睡较前容易，大便较前成形。

处方：针灸治疗在上方基础上，加申脉、照海。每周治疗 3 次。内服煎药同前。

三诊：间隔四日，患者自述近日半夜醒后可以再次入睡，整体深睡眠时长增长，4 h 左右。大便成形，心慌明显改善。愿继续进行治疗。

处方：针灸处方同前。内服煎药在原方基础上，加茯神 15 g、淮小麦 30 g、木香 6 g、大枣 6 枚。7 剂煎服。

针灸治疗 1 个疗程后，内服中药 14 剂后，患者自诉睡眠明显改善，睡眠时长能达到 4～5 h。食欲增加，大便成形，乏力感明显改善。效不更方，继续治疗 1 个疗程，巩固疗效。

(魏海燕　整理)

(四)王某，男，45 岁。

主诉：入睡困难 2 年，加重 3 个月。现病史：患者诉 2 年前无明显诱因下出现入睡困难，夜不能寐或每晚仅能入睡 2～4 h，白天头晕有沉重感，记忆力减退，晚上需口服地西泮类药物方能入眠,易醒。近3个月来自觉入睡困难,多梦易醒,伴神疲乏力,心悸健忘,时有胸闷,脘腹胀满,纳差,饮食无味,面色少华,脘痞,便溏,遂来我科就诊,要求中医治疗。

西医诊断:睡眠障碍。

中医诊断:不寐病(心脾两虚证)。

治则:健脾养心、镇静安神。

针灸方法:取穴印堂、百会、头维(双)、风池(双)、风府、曲池(双)、内关(双)、神门(双)、中脘、气海、关元、足三里(双)、太冲(双)。手法以禅针法为主,不留针。1次/2d。

第1次治疗:针刺后,患者自觉排气增多,脘腹胀满减轻。当晚睡眠无明显改善。

第2次治疗:患者自觉脘腹胀满减轻,胃纳可,入睡较前稍好转,遂继续针刺治疗8次,睡眠较前明显改善,神疲乏力减轻,头痛头沉基本消失,无明显胃脘部不适,饮食尚可,大便成形。

按语:该患者不寐日久,面色少华,精神欠佳,神疲乏力,舌质淡红,苔薄白,脉细弱。患者体虚劳倦等因素造成脏腑功能的阴阳失调、气血失和,最终致邪气扰心,心神不安或心神失养,以致心神失舍。

本病病位在心,总由心神失舍所致,但与肝(胆)、脾(胃)、肾密切相关,属营卫失和、阴阳不交、心神失守、虚多实少之证。治疗以调其阴阳、安心神为大法。印堂、百会、风池穴等位于头部,可以疏通局部经络,调整局部气血,对不寐的伴随症状如头痛、头晕、耳鸣目眩等具有直接作用。中脘、气海、关元、足三里(双)可健运脾胃,改善患者脘腹胀满、纳差、便溏等症状。

(商　越　整理)

（五）杨某，女，37岁。

初诊： 夜眠不佳1个月，主要表现为入睡困难，夜间易醒，醒后不易入睡，多梦，严重时甚至彻夜难眠，自诉近1个月来平均每晚入睡时间3～5 h，伴有健忘，头晕，肢体倦怠。刻下：面色无华，胃纳欠佳，二便调，舌淡苔薄，脉细弱，证属心脾亏虚证。

西医诊断： 失眠。

中医诊断： 不寐（心脾亏虚）。

治则： 宁心安神。

针刺方法： 取穴四神聪、神门、三阴交、足三里、心俞、脾俞，留针30 min，1次/d。后配合揿针穴位埋针于耳穴：皮质下、心、肾、垂前。

经过5次针刺治疗后，患者夜眠较前明显好转，平均每天能睡7 h，眩晕、倦怠症状明显减轻。

按语： 此病例问诊时注意兼症表现，关键在于辨证论治，健忘、面色无华、纳差提示该患者有心脾亏虚的表现。

四神聪为头部奇穴，疏通局部气血；神门为手少阴心经原穴，安神镇静；三阴交为足太阴脾经络穴，能调节三阴经经气，足三里是足阳明胃经合穴，调气血、补虚，此二穴相配有调整阴阳气血、理脾胃、补虚弱的功效。在常用穴位的基础上加心俞和脾俞，此二穴为背俞穴，专调心、脾两脏。配合耳穴持续刺激，以巩固疗效和防止复发。本病病位在心，思虑太过内伤心脾，其病理变化乃阳盛阴衰，阴阳失交。在治疗过程中，还要注意患者的精神状态，进行必要的心理干预，加强体育锻炼，避免情绪激动，养成良好的生活习惯，鼓励患者对针灸治疗要有信心。

（徐勤芳　整理）

二十一、疑似预防接种异常反应

柴某,女,60岁。

初诊:患者接种新冠疫苗第二剂后乏力低热2h。

患者既往有冠心病,高血压。接种新冠疫苗期间,病情稳定,接种第二剂后在观测点观察半小时,未出现明显不适。随大巴车历经20 min回至家中,自觉胸闷气短,头晕目眩,四肢乏力,起身不能,自汗出,伴低热,耳温37.5℃,自行平躺休息,症情无明显缓解。查体:血压175/95 mmHg,脉搏105次/min,呼吸20次/min。脉弦。神疲,精神软,面色苍白,语低,紧闭双眼,略烦躁。病理征(−)。

西医诊断:乏力。

中医诊断:虚损病(肝阳上亢证)。

治则:平肝潜阳。

针灸方法:取穴百会、曲池、内关、合谷,太冲。其中,内关、合谷行提插捻转泻法,强度以患者紧锁眉头,针下有滞针感为主,留针30 min。

15 min后患者双眼略略舒展,睁开。自觉胸闷减轻,头晕减轻,四肢稍稍可以在床上移动,体力略感恢复,自汗出减轻。继续平补平泻行针2次。30 min后,患者话语增多,无明显头晕,拔针后,自行坐起,诸症状减轻90%以上。嘱患者饮用少量温水,继续休息15 min。后症状消失,能自行下床活动,测量生命体征平稳。

按语：此例患者既往有慢性病史，平素体质一般，第二剂新冠疫苗后出现不良反应，乏力低热均为机体对异体灭活疫苗的强烈反应，引发一系列不适。在判断患者生命体征平稳的情况下，果断以针刺泻法平肝潜阳，其间密切关注患者的症状改善情况，间断行针激发经气，留针 30 min 后，患者诸症消失，逐渐恢复，意识清醒，行动自如。

疑似新冠预防接种异常反应，是指个体在预防接种后发生的怀疑与预防接种有关的反应或事件。包括不良反应、接种事故、偶合症、心因性反应等。本例患者有发热不良反应，因个体免疫系统差异，出现乏力、胸闷、头晕、焦虑等心因性反应，经针灸积极治疗后，诸症随机消失。在疫情防控常态化的今天，群体疫苗接种建议配备经过培训的针灸专业相关的技术人员，随队处理各类接种异常反应，收集数据，总结经验，为针灸治疗疑似新冠预防接种异常反应提供科学依据。

（付松松　整理）

二十二、预防接种后不寐

周某,女,43 岁。

初诊:平素夜寐欠佳,入睡困难,白天精神恍惚,四肢乏力,不能胜任工作,遇劳加重,心悸健忘,面色少华。

平素有甲状腺结节、乳腺结节,情绪易激动。长期口服中药调理,病情时有反复。近日接种新冠疫苗第二剂后,失眠加重,彻夜不能入睡,情绪不稳定,咽喉部有异物感,胃纳一般,腹胀便溏,要求针灸治疗。查体:神清,精神疲软,舌淡,苔薄腻,脉细。

西医诊断:失眠。

中医诊断:不寐病(心脾两虚兼肝郁脾虚证)。

治则:补益心脾,疏肝健脾。

针刺方法:取穴百会、四神聪、神庭、印堂、外关、神门、合谷、心俞、膈俞、胆俞、中脘、天枢、足三里、阴陵泉、丰隆、三阴交、照海、申脉、太冲。留针 30 min,隔日 1 次。

经治疗 10 次 1 个疗程后,患者睡眠有所改善,入睡较快,但易醒,情绪仍有波动,予针刺配合逍遥丸口服 2 个月,睡眠质量改善明显,时有咽部异物感。嘱患者调畅情志,饮食清淡,适当锻炼,间断针灸调治。

按语:针灸治疗不寐病以调治营卫为主。本处方属治疗不寐的基础处方之一。颅脑局部取穴激发经气,外关穴疏泄三焦,膈俞穴隶属八会之一的血会,为补心气、止血的要穴;配心俞更能增强调心血、补心气、安心神的功效。与中脘之俞募相配实乃神来之作。此外,膈俞、胆俞之组合更是古代著名灸法配伍内容,具有补虚羸、定神志、安魂魄的作用。加之足三里与三阴交旨在巩固先、后天之根本,保障升降之和谐。中医营卫阴阳学说认为,卫气昼行于阳经,从足太阳经开始,阳跷脉为足太阳经之别,此时阳跷脉气盛,使人目开而寤;卫气夜行于阴经,从足少阴经开始,阴跷脉为足少阴经之别,此时阴跷脉气盛,使人目合而寐。故选择阴阳二气出入交会处申脉、照海予以调节。

(付松松　整理)

二十三、不宁腿综合征

杨某某,女,65 岁。

主诉:反复双下肢夜间疼痛 40 余年。

现病史:40 年前患者产后即刻洗澡,一年后逐渐出现下肢发紧发胀疼痛不适,以腓肠肌为主,遇冷后加重。夜间尤甚,活动及保暖稍减。外院予肌电图、下肢血管彩超、风湿免疫指标检查均正常。腰椎 CT 检查(-)。排除其他疾病后,诊断为不宁腿综合征。曾予毛果芸香碱类药物治疗,效果一般。近 40 年,患者病情逐渐加重,曾在三甲医院住院对症治疗。病情恢复较差。刻下:双下肢肿痛,夜间尤甚,疼痛难耐,需起床拍打后方能入睡。伴明显焦虑状态,胃纳可,二便调,夜寐差。舌淡暗,苔薄,脉沉。

查体:双下肢皮肤无溃破,局部无红肿热痛,压痛(+-)。各关节活动可。病理征(-)。

西医诊断:不宁腿综合征。

中医诊断:痹病(气虚血瘀兼风邪痹阻证)。采用"杨氏絮刺拔罐法"结合电针治疗数次。

按语:不宁腿综合征(RLS)为一种感觉运动型睡眠障碍病,主要表现为夜间难以言述的不适感及活动的欲望,活动后好转,静止时复现,与体位有关。常合并睡眠周期性肢体运动(PLMS),多巴胺激动剂(如普拉克索)对其有一定的疗效。但部分患者在服药一段时间后,会出现药物疗效下降,症状复现或加重的现象,称之为症状加重。

中医药博大精深,结合患者的病史,可以考虑针药结合干预此疾病。RLS 作为一种症状夜间重于白天的神经系统疾病,其对于 RLS 患者的睡眠有着很大的影响,进而还往往会出现一系列包括白天嗜睡、情绪、自主神经等问题。针灸在改善上述症状方面有明显优势,可以考虑给予针灸治疗。部分医生目前对不宁腿综合征接触不多,我们仍需要继续查阅相关文献报道,进一步认识此疾病的诊疗进展。

该病案患者病程较久,起因于产后沐浴,导致风邪入内,病久入络,寒瘀加重,发为痹病,迁延不愈。每遇寒冷病情显著。加之现在年岁已高,肺脾肾阳气不足,不能温通脉络,病情加重。白天周身气血尚能通畅,入夜血归肝脉,四肢不能濡养,病情明显加重,稍加拍打才能稍稍缓解,更加印证气虚血瘀证。

"杨氏针灸"根据古代"絮者调也"的"絮刺"针法,在 20 世纪 60 年代创造性地运用七星针叩刺加拔火罐相结合的多针浅刺出血的"杨氏絮刺火罐疗法"。轻叩时,可以具有"刺浮痹皮肤"的"毛刺"法和"浅内而疾发针,无针伤肉,如拔毛状,以取皮气"的"半刺"法等浅刺作用;此法只及皮肤,揩摩分肉,不得伤肌肉以泄气分,结合拔罐法拔出汁末。此病例主张在常规针刺前,采用杨氏絮刺拔罐法之轻叩刺法:局部消毒后,以腓肠肌中点部为圆心,半径 2 cm 开始用七星针轻叩刺,120～200 次/min,以皮肤微出血为主,加拔火罐,留观 10 min。其间观察到除了拔出凝血块外,绝大部分是淡粉色血沫,量多。与中医辨证之风邪阻络,病久气虚血瘀不谋而合。然后给予常规电针针刺。治疗结束后,患者顿觉双下肢轻松许多,效果非常明显。

本病例采用"杨氏絮刺拔罐法"结合电针治疗,疗效明显。结合患者的症情,考虑可与黄芪桂枝五物汤和四逆散加减治疗。

(付松松 整理)

二十四、运动神经元疾病

栾某,男,56 岁。

主诉:颈项板滞 3 月余。

现病史:患者 3 个月前因神经源性损害出现颈项板滞,无头晕头痛,无恶心呕吐,休息后未见缓解。患者 2020 年 6 月份无明显诱因下出现右肩酸痛,逐渐出现右上肢乏力,未予重视与治疗,2017 年 7 月份患者踢足球时发现踢球困难,右下肢无力,并进行性加重,遂于杨浦区中心医院住院治疗,具体报告未见,未明确诊断,患者症状无好转,进行性加重,患者 2020 年 9 月份于华山医院就诊,查肌电图(EMG)+ 神经传导速度(NCV):双上肢所检肌及胸椎旁肌见自发电活动,其中部分肌之运动单位电位(MUP)时限偏宽,主动募集反应减弱。上、下肢所检神经 NCV、感觉神经传导速度(SNCV)均在正常范围,但各支配肌复合肌动作电位(CMAP)波幅正常,感觉神经动作电位(SNAP)波幅正常。F 反应:右侧尺神经 F 波最短潜伏期(F-Lat)延长,提示:广泛的神经源性损害之电生理改变,颈、胸段支配肌均有累及,考虑脊髓前角细胞损害性疾病可能,建议结合临床肌电检查情况随访,观察肌电图(EMG)进展。确诊为运动神经元病。刻诊:颈项板滞,右肩酸痛,进行性右上肢及右下肢无力,无头晕头痛,无恶心呕吐,无胸闷心慌,纳可寐安,二便调。既往高血压病 4 年余。

查体：神清气平，双肺呼吸音清，未闻及干湿啰音。心律齐，各瓣膜区未闻及血管杂音。腹平软，无压痛、反跳痛。颈椎活动度可：前屈60°，后伸60°，左侧弯30°，右侧弯30°，左旋80°，右旋60°。颈椎生理曲度存在，C3～C6 棘突及椎旁肌肉压痛（＋）、直接叩击痛（＋）、间接叩击痛（＋）。压头试验（－），双侧臂丛牵拉试验（＋）。右侧肢体肌张力升高、肌力（Ⅴ－）。生理反射存在，肌腱反射存在，双侧霍夫曼征阳性，右侧巴宾斯基征（＋），其余病理反射未引出。舌红，无苔，脉沉。

西医诊断：运动神经元病。

中医诊断：痿病（阴虚血亏证）。

取穴：百会、头针（右侧顶聚前斜线）、健侧肩三针、曲池、手三里、外关、风市、梁丘、足三里、阳陵泉、丰隆、绝骨、太冲等。

方义：取补健侧治患侧原则。上穴均为肢体循经主穴，治疗肢体痿废不用。

按语：该患者症状进行性加重，目前已累及舌肌，此病无法根治，针灸可改善肢体功能，以对症治疗为主，积极预防并发症，以期减慢疾病进程。

运动神经元病是一种慢性进行性变神经疾病，症状进行性加重。中医理论认为"治痿独取阳明"，除选取手足阳明经之外，还可以选取督脉。对于此类疾病，除了常规毫针治疗，还应重视一些临床常用的适宜技术，比如耳穴。耳穴的选穴原则为：①按部位选穴。目病取眼穴。②辨证选穴，根据藏象、经络学说，选用相应耳穴。此患者可以选肝、肾穴。③根据现代理论取穴。

中医药治疗方面，可遵循虚补实泻、兼调气血的治则，临床应权衡标本缓急轻重，酌情论治。本例病证可结合经络辨证。通过辨经，可以首先确定病邪的侵袭部位及可能的病变脏腑，对明确病因和病机至关重要,同时再根据经络脏腑的交接关系把握其可能的传变途径与趋势,有利于确定适当的治疗原则和方法。针灸治疗方面,本病按经络辨证,当取手足阳明经穴为主,辅以太阳、少阳经穴,促进机体功能恢复,振奋元气,补益正气。

(付松松 整理)

二十五、心　悸

（一）李某,女,58岁。

初诊：反复心慌伴胸闷1年余,自觉乏力,偶有头晕,活动后加重,无胸痛、黑矇,无气急,近两周反复发作。胃纳欠佳、二便可、寐欠安,舌淡苔薄白、脉细。外院心电图、CTA检查无明显异常。

诊断：患者女性,时觉心悸、胸闷,辅检无异常。患者心慌胸闷1年余,素体虚弱,加之纳差使生化之源不足而致心血虚少,心失所养,发为心悸。综合其临床症状可辨证为心悸病之心脾两虚证。

治则：补血养心,益气安神。

针灸方法：取穴内关（双）、百会、关元、气海、血海（双）、足三里（双）,隔日针灸治疗一次。

第4次治疗：诉近期未觉无力,心悸胸闷减少。

第6次治疗：症状逐步减轻,偶发心悸,疗效满意又续治巩固两次停诊。

（郎正宽　整理）

（二）张某,男,68岁。

初诊：反复心慌伴胸闷3年余,加重1个月,伴乏力,偶有活动后气急,不伴胸痛、黑矇。胃纳尚可、大便偏干、小便尚可、寐安,舌红苔少、脉细。外院心电图示偶发早搏、ST段改变,口服稳心颗粒后无明显改善,遂来张江社区医院寻求中医诊治。

诊断:患者老年男性,心慌、胸闷多年。气血阴阳俱虚,心失所养、心脉不畅,发为心悸。结合其临床症状可辨证为心悸病之气阴不足证。

治则:益气滋阴,通阳复脉。

针灸方法:取穴神门、内关(此二穴左右交替)、百会、膻中、关元、气海、血海(双)、足三里(双)、太溪(双),隔日针灸治疗一次。

中药治疗:炙甘草汤加减 7 剂。炙甘草 12 g,生地、熟地、阿胶(烊)各 6 g,火麻仁 15 g,麦冬 20 g,桂枝 6 g,龙骨(先煎)、龙齿(先煎)各 15 g。1 剂/d,早晚分温服。

第 3 次治疗:症状稍有减轻。一周后:诉近期未觉无力,心悸胸闷减少。二周后:症状逐步减轻,偶发心悸,疗效满意,继续巩固治疗。

按语:《伤寒论》载,心动悸、脉结代常为阴血不足、阳气不振所致。患者多见素体虚弱、气血阴阳俱虚、心血虚少,心失所养。治以益气补血、养心安神为主,并随症调整。针药并用,随症加减。

案(一)素体虚弱,加之纳差生化之源不足而致心血虚少,心失所养,发为心悸、胸闷,辨证为心悸病之心脾两虚证。治以补血养心、益气安神。以针法治之,辨证取穴关元、气海、血海、足三里合对症取穴内关、百会。该患者病程一年之久四诊才显效,八诊疗效满意又续治巩固。

案(二)病程达三年之久,且气血阴阳俱虚,心失所养、心脉不畅,发为心悸。辨证为心悸病之气阴不足证。需治以益气滋阴、通阳复脉。选穴随证加太溪,对症加神门、膻中,配炙甘草汤加减内服,针药并用方显其效。

(郎正宽　整理)

二十六、盗　　汗

汪某某,女,42岁。

初诊:患者因"夜间不自主出汗8年余"就诊。8年前患者曾患子宫肿瘤,行手术治疗后,出现心情低落,时有夜间出汗不止,每至衣衫湿透,曾赴多家医院中西医调治,诊断为"自主神经紊乱""盗汗",予西药、中药对症处理后,病情未见减轻。现夜寐差,入睡易汗出,心情烦闷,黑眼圈、口唇紫暗,面部色斑较重,易疲劳。胃纳一般,大便干硬,2～3天一行。月经周期尚可,量少,色暗,多血块。查体:神清,精神疲惫,颈项部淋巴结无肿大。心肺(-),腹部膨隆,轻压痛(+),下肢无浮肿,四肢肌力、肌张力正常。病理征(-)。舌尖边紫暗黑斑,苔薄腻,脉沉涩。

西医诊断:盗汗。

中医诊断:盗汗(血瘀证)。治则:活血化瘀,通络敛汗。

针灸方法:取穴合谷、复溜、血海、膈俞、百会、印堂、内关、支沟、天枢、气海、关元、子宫、阳陵泉、足三里、三阴交、太溪。泻合谷,补复溜。余穴位平补平泻。留针30 min。

经针刺一次,患者一周未盗汗。遂大喜,睡眠质量显著提高。一周后病情反复,舌脉如上,考虑患者血瘀明显,体质尚可,予桂枝茯苓丸合血府逐瘀汤+水蛭等破瘀药一周,患者反馈盗汗未再发作,自觉体乏,遂停破瘀中药,改为针灸配合补中益气汤调理。随访,盗汗至今未发,体力较以前明显改善。

按语：阳亢、热盛、气虚、阴伤、气滞血瘀、湿热内蕴等，皆可成为热证病因。《脉因证治》曰："湿能自汗，热能自汗。虚则盗汗。痰亦自汗、头汗。"《素问·阴阳别论篇》曰："阳加于阴谓之汗。"《素问·宣明五气篇》又曰："五脏化液：心为汗。"盗汗首见于《伤寒杂病论》中，只是临床的一个症状，多以合并症的形式出现，临床以太阳阳明、少阳阳明、阳明太阴合病等多见。临床针灸治疗盗汗效应穴：合谷配复溜，随证加减。

此例患者血瘀明显，久瘀新血不生，经过针灸数次后，患者舌苔瘀滞明显减轻，面部黄褐斑逐渐减退，出现乏力症状，符合久瘀气血亏虚的辨证。随后根据气虚症状，辅助补中益气汤调理，患者反馈感觉明显体力增加。随访至今，未出现盗汗症状。

心得：不可拘泥于"自汗多属气虚不固，盗汗多属阴虚内热"之说，当审证求因，当补则补，当泻则泻，贵在谨守病机，辨证论治。

（付松松　整理）

二十七、单纯性肥胖

吕某,女,30 岁。

初诊:患者产后 2 年体重增加(20＋)kg,肥胖明显,自行间歇性采用节食、运动、药物等方法减脂减重,整体效果欠佳。平素多觉肢体困重、体倦乏力,腹满纳差,口淡不渴,寐尚可,大便软不成形,小便调,舌质淡红,舌体胖、边有齿痕,苔薄白腻,脉沉细。查体:身高 168 cm,腰围 100 cm,体重 85 kg,神软,面色萎黄,腹稍膨隆。

西医诊断:单纯性肥胖。

中医诊断:湿阻病(脾虚湿阻证)。

治则:健脾祛湿、化痰消浊。采用针刺治疗,并建议合理控制饮食,多运动。

针灸方法:取穴中脘、关元、天枢、大横、阴陵泉、地机、足三里、三阴交、丰隆、脾俞、肾俞、肝俞。常规针刺后双侧天枢接电针,留针 30 min。脾俞、肾俞、肝俞撤针在皮下保持 24 h。每周治疗 3 次。

饮食控制:每周 5 d 正常进食,其他 2 d(非连续)为轻断食日,女性摄入热量≤500 kcal(约为 2 093 kJ),即 5∶2 膳食模式。摄入食物的热量转换方式可使用相关手机 APP,患者在轻断食日需填写"轻断食日记"。

经过针刺治疗、饮食控制、适当运动,患者体重减轻,腰围缩小,精神、纳食、排便皆有好转,效果满意。

按语:肥胖是一种慢性内分泌代谢性疾病,主要是因为能量的摄入超过了能量的消耗,多余的能量以脂肪的形式储存。单纯性肥胖是非病理性的,为无基础疾病引起的肥胖,约占整个肥胖人群的 95%。肥胖是心血管疾病、代谢性综合征的共同危险因素。除此之外,肥胖亦成为影响人们心理健康及社会交往的重要因素。轻断食/间歇式断食膳食为常见体重控制膳食方法之一,可以在较短时间内达到减重目的,改善机体代谢状态,是防治肥胖的新途径。

中医学将肥胖称为"肥人""肥满",认为其多与先天禀赋、疏于劳作、饮食不节等因素有关,其发生主要涉及脾、胃、肝、肾脏的生理功能失调,而以水湿痰浊阻滞脏腑经络为基本病机。本例患者采用轻断食与针刺相结合的方法,标本兼治。中脘、关元、天枢、大横、阴陵泉、地机、足三里、三阴交、丰隆、脾俞、肾俞、肝俞诸穴共用,可调和脾胃、健脾益气、利湿消浊、疏肝理气、调畅气机、补肾培元,实现治疗脾虚湿阻型单纯性肥胖的最佳疗效。

(黄炜婷　整理)

二十八、消　渴　病

付某,男,33 岁。

初诊:患者 2015 年自诉曾有血糖升高史,具体不详,OGTT 后血糖未达到 2 型糖尿病诊断标准,故未引起重视,未行相关检查及治疗。2016 年 3 月患者曾于上海市第六人民医院体检时查空腹血糖为 11 mmol/L,糖化血红蛋白为 9.5%,尿糖阳性,后患者控制饮食及积极锻炼,但并未行 OGTT。近来于我院门诊行 OGTT,空腹血糖为 9.3 mmol/L,餐后 2 h 血糖为 15.6 mmol/L,糖化血红蛋白为 8.9%,确诊为 2 型糖尿病。自发病以来,患者除控制饮食及增加适量的体育运动之外,未进行任何中西药治疗。患者身高 170 cm,体重 75 kg,BMI 为 25.95,体型中等,平素偏好甜食及膏粱厚味,且因为工作忙碌运动量偏少,舌淡,苔腻,脉细。父母均患有糖尿病,父亲糖尿病病史较长,有十余年。

西医诊断:2 型糖尿病。

中医诊断:消渴病。

治则:养阴生津、清热润燥。

针灸方法:治疗以"消渴针"为主,患者俯卧位,取 1.5 寸毫针,取脾俞、胃俞、胰俞、肾俞,针与皮肤成 45°,斜向脊柱刺入,得气后行平补平泻手法,留针 30 min。另予患者糖尿病饮食控制,嘱患者每日散步两次,每次 30 min 以上,每日监测空腹血糖、餐后 2 h 血糖。

治疗第 10 d 查空腹血糖为 4.3 mmol/L,早餐后 2 h 血糖为 10 mmol/L,午餐后 2 h 血糖为 8.2 mmol/L;再行 10 次治疗后, 查空腹血糖为 3.8 mmol/L,早餐后 2 h 血糖为 7.2 mmol/L,午 餐后 2 h 血糖为 7.1 mmol/L;后 2 日再次行监测显示空腹血糖 及餐后血糖已接近正常范围,其中 1 次低于空腹血糖下限,患者 无冷汗、汗出、心慌等低血糖反应,精神状况良好,回访 2 个月了 解血糖水平基本稳定在正常范围内。

按语:该患者年纪尚轻,职业白领,久坐而少动,平素偏好 甜食,属轻中度糖尿病患者。对于这样的患者,可以先考虑单纯 针灸治疗,同时嘱咐患者控制饮食及坚持一定的运动量,不应过 早介入药物治疗。经过 1 个疗程治疗,患者的空腹血糖及餐后 2 h 血糖都得到有效控制。

传统的理论认为,消渴病位在肺、胃、肾,主要是阴虚为本、 燥热为标,治疗多采用养阴生津、清热润燥进行治疗,但现代消 渴病的发病特点、病机仅单纯靠阴虚燥热来解释不够全面,2 型 糖尿病早期为脾虚痰湿、中后期为阳气不足,这两者在 2 型糖尿 病的发展演变中发挥着重要的作用,且发病的关键与脾失健运 密切相关,脾气亏虚致阳不化湿,治疗的关键点是要激发患者的 阳气,所以治疗多用背俞穴为主,背俞穴是脏腑之气输注于背部 的穴位,可治疗五脏疾病,不仅可以治疗与其对应的脏腑病症, 也可治疗与五脏相关的病症。脾俞、胃俞可健脾化湿,调节脾胃 功能;肾俞补肾助阳;胰俞,又名胃脘下俞,为经外奇穴,是治疗 消渴的经验效穴。如果患者有口渴多饮等症状,可另外加用肺 俞穴。

针刺疗法治疗糖尿病疗效确切,该方法具有改善胰岛素抵 抗、促进糖和脂质代谢、改善血液流变学的作用。针刺对胰岛素的影响与胰腺功能有关。胰岛素分泌不足者,针刺后胰岛素上升;胰岛素分泌过高者,针刺后胰岛素下降。针刺作用不局限于胰内,还有较强的胰外作用,可刺激末梢组织利用葡萄糖。针灸治疗 2 型糖尿病从整体观念出发,辨证分型,随证施治,并且选穴少,操作可以更加简单,便于掌握,有利于在临床上推广。

（吴海生　整理）

二十九、糖尿病周围神经病变

蔡某,女,68 岁。

初诊:患者因"双足趾麻木冷痛 1 年"就诊。患者糖尿病病史 10 年,长期口服二甲双胍、阿卡波糖片降血糖,血糖控制不佳。1 年前出现双足趾末端冷痛,双下肢偶有麻木感,症状进行性加重。肌电图示:双腓总神经运动传导速度减慢。刻诊:口干多饮,头晕,偶有心悸,双足趾麻木冷痛、蚁行感,入夜加重,双下肢时有抽搐,肢软乏力,寐差,纳一般,大便尚可,小便频多,舌淡有瘀点、苔薄白,脉沉细。查体:双下肢肌力正常,无水肿,可触及足背动脉,针刺觉、温度觉减弱。

西医诊断:2 型糖尿病,糖尿病周围神经病变。

中医诊断:消渴病(气虚血瘀证)。

治则:益气养血,活血通络。采用针药结合治疗,同时规律服用降糖药,予以营养神经药,并建议合理控制饮食,适度运动。

针灸方法:取穴百会、风池、肺俞、胰俞、胃俞、肾俞、环跳、阳陵泉、足三里、三阴交、悬钟、解溪、丘墟、八风。针刺得气后留针 30 min。针刺治疗隔日 1 次。

中药治疗:黄芪桂枝五物汤化裁。黄芪 30 g,桂枝、当归、白芍各 15 g,炙甘草、生姜、通草、全蝎、土鳖虫各 10 g,伸筋草 20 g,大枣、鸡血藤各 30 g,蜈蚣 2 条,7 剂,早晚分服。

二诊：患者下肢抽搐症状基本消失，乏力、头晕、下肢冰凉症状较前改善，仍有麻木蚁行感，夜间影响睡眠，上方去通草、生姜，加龙骨、牡蛎各 30 g。14 剂，早晚分服。同时继续针刺治疗。

三诊：诸症均好转，自觉精神、体力转佳，针刺处方去百会、风池、环跳、八风，继续针刺治疗 2 周，门诊随访，患者述肢体麻木疼痛基本缓解。

按语：糖尿病周围神经病变是糖尿病常见的并发症，以肢体远端对称性麻木、疼痛、发凉、肿胀、感觉异常等为主要表现，以下肢为甚，病程缓慢。目前，西医尚无特异性的治疗方法，多采用营养神经、抗氧化、改善微循环、纠正代谢紊乱等对症支持治疗。本病可归属于中医"消渴""痹证""痿证"等范畴，中医药治疗糖尿病周围神经病变方法多样，常见的有中药内服外洗、针灸、拔罐、刺络放血等，均获得不错的治疗效果。

本案患者消渴日久，耗伤正气，阴阳气血、脏腑受损，久病入络，气血运行不畅，脉络瘀滞，使得经脉、肌肤失去濡养，见"不通则痛、不荣则痛"及感觉异常的病理改变。针刺治疗在整体观念、辨证论治的指导下，有调理气血、舒筋通络、协调脏腑阴阳的作用，可改善神经传导速度、缓解患者症状。黄芪桂枝五物汤为基础方，调补经络气血，辛温散寒以通经络，治疗络脉之血瘀、寒凝、气滞。本案针药结合，疗效显著。

（黄炜婷　整理）

三十、胃 痛

林某,女,40 岁。

初诊:患者近半年经常出现胃脘胀痛阵作,嘈杂不舒,多次就诊于某地段医院。经纤维胃镜诊断为浅表性胃炎。服用西药后,症状时轻时重,情绪烦躁。现胃脘胀痛,进食后为甚,伴嗳气,反酸,平素烦躁易怒,大便溏,2 次/d,易于疲乏,纳食减少,睡眠差,舌质红,舌苔薄黄,脉象弦数。

西医诊断:慢性浅表性胃炎。

中医诊断:胃脘痛(肝气犯胃型)。

治则:疏肝理气,和胃止痛。

针灸方法:足三里、中脘、梁丘、太冲、行间、内庭等。电针20 min。神阙、足三里艾灸 20 min。

中药治疗:柴胡疏肝散加减。

按语:慢性胃炎是一种因胃黏膜充血、水肿、糜烂及腺体增生或萎缩等炎症病变所引起的,以胃脘部疼痛、痞胀为主要表现的消化系统疾病。该病属于中医"胃脘痛、痞满、反酸、嗳气"等范畴。中医学认为其发病主要与饮食、情志因素、感受邪气、脾胃虚弱、劳累等有关,病位在胃,与肝、脾关系密切。

《医碥·五脏生克说》谓:"木能疏土而脾滞以行。"一旦肝主疏泄的功能失常,则脾胃气机郁滞而致病,这就是《素问·六元正纪大论篇》言"木郁之发……民病胃脘当心而痛"的道理。此案因患者精神压力过大,情志不畅日久,肝气郁结不得疏泄,横逆犯胃,胃气阻滞,升降失常而成。肝郁化火,横逆犯胃,肝胃气滞,则胃脘痛,脘腹作胀;胃失和降,气机上逆,故嗳气;肝胃气火内郁,则吐酸水;胃主受纳,胃气失于通降,故纳食减少;通过针刺结合中药内服的方法,内外兼治,针刺所选腧穴局部与辨证相结合可疏肝理气,和胃止痛。足三里为足阳明胃经枢纽,具有疏通胃气、升清降浊的功效;太冲具有疏肝健脾的功效,可调畅气机,调和气血,使肝气疏泄条达,阴阳平衡。患者治疗后胃脘胀痛、胸胁胀满、嗳气、纳差均有所减轻,因患者有睡眠欠安之症,酌情加入酸枣仁、茯神等以安神助眠,此为"知犯何逆、随证治之"之意。由于注重调理情志,穴药对证,继续按前法施治。治疗五次后临床基本治愈。

　　胃脘痛临床较为常见,特别是现代都市生活压力加大,导致肝气郁结型病证较多,只要辨证准确,中医治疗时加之适当的情志调节,保持乐观的情绪效果较好。此外,患者平时应注意饮食有节,防止暴饮暴食,宜进食易消化的食物,忌油腻、生冷、酸辣刺激性食物。

(孙　静　整理)

三十一、胃 痞

（一）孙某，女，50 岁。

初诊：患者诉半年前因一次意外骨折后，便时常出现胃脘部胀满，进食后症状有明显加重情况，并伴有反酸、胃灼热、不思饮食、心慌等症状，症状时轻时重，诉进食寒凉、辛辣、油腻食物后症状加重。后至安徽医科大学附属第一医院就诊，诊断为胃食管反流。呼气试验提示：幽门螺杆菌（Hp）阳性。给予保护胃黏膜及抑制胃酸分泌等药物，服药后效果不佳，后又配合服用中药治疗，症状有所改善。近 1 个月胃部胀满、反酸、胃灼热等症状加重，遂来我科就诊。刻诊：胃脘部胀满，反酸，胃灼热，不思饮食，心慌，乏力，身形瘦弱，面色萎黄，声音低弱，睡眠可，大便偏稀，小便正常，舌淡，苔白腻，脉细弱。

西医诊断：食管反流性胃炎。

中医诊断：痞满（脾胃虚弱型）。

治则：补气健脾，疏肝理气。

取穴：中脘、天枢、气海、足三里、阴陵泉、三阴交、太冲。

针灸方法：患者取仰卧位，局部常规消毒后，太冲选用 0.30 mm×25 mm 一次毫针直刺 15 mm，其余穴位选用 0.30 mm×40 mm 一次性毫针，直刺 25～30 mm，得气后，留针 30 min。治疗 1 次后，患者当即便觉肠蠕动有所增加，有排便感。

治疗 4 次后，患者食量增加，反酸、胃灼热等症状消失，饭后胃部稍有不适感;治疗 10 次后,胃部胀满、反酸等症状均得到明显缓解。随访 2 个月未再复发。

按语:痞满病位在胃,与肝、脾关系最为密切,中焦气机不利,脾胃升降失职为本病发生的病机关键。《张氏医通·诸气门上》谓:"老人、虚人则多脾胃虚弱,转运不及。"本案患者为中年女性,加之因骨折后久卧,久卧伤气,继而损伤脾胃之气,导致脾胃虚弱,运化失职,升降失司而发痞满。本病的治疗原则为补气健脾,疏肝理气。治疗时在健脾益气的同时要适当疏导,气机通则痞满除。中脘为胃之募穴,腑之会穴,具有疏利中焦之气、补益中气之效。天枢属于足阳明胃经,具有和胃理气、健脾调中的功效。气海主一身气机,有疏导任脉、调一身之气的功效。足三里为足阳明胃经枢纽,具有疏通胃气、升清降浊的功效;现代研究表明,足三里可提高胃肠动力和内脏敏感性,改善迷走神经活动。阴陵泉、三阴交同为足太阴脾经经穴,两者配合共同发挥健脾和胃、利湿之功效。太冲具有疏肝健脾的功效,可调畅气机,调和气血,使肝气疏泄条达,阴阳平衡。《伤寒论》中也明确提出痞证的病因病机及证治类别,后世医家以此为发展,辨证施治,疗效显著。针灸简、便、廉、验,作为中医药的重要组成部分,在单纯用药治疗疗效不理想情况下,针药并用是治疗痞满的有效手段。

(吴海生　整理)

(二) 金某某,女,72 岁。

初诊:患者因"反复反酸烧心腹泻十余年"就诊。10 年前无诱因下出现饥饿时烧心反酸,常年腹泻,4～5 次/d,进食稍有不注意,病情加重,渐至消瘦乏力。曾就诊于上海某三甲医院脾胃病专科,查胃镜示胆汁反流性胃炎,肠镜未见明显异常。曾口服西药、中成药、中药汤剂数年,未见明显改善。腹泻腹痛时作,情绪异常焦虑。胃纳差,夜寐欠安,时有尿路感染。要求中医针灸治疗。查体:神清,精神焦虑。形体消瘦,腹软,脐周压痛(＋－),叩击痛(＋－),移动性浊音(－)。墨菲征(－),麦氏点压痛(－)。舌红光,脉弦。

西医诊断:胆汁反流性胃炎。

中医诊断:胃痞病(肝郁脾虚证)。

针灸方法:取穴太冲、合谷、内关、章门、天枢、中脘、带脉、水道、气海、关元、梁丘、足三里、阳陵泉、三阴交、太溪、公孙。平补平泻法,留针 30 min。

针刺 3 次后,反酸病情明显减轻,夜寐安。辨证予葛根芩连汤和逍遥散联合针灸治疗 1 个疗程 12 次,病情得以控制。目前患者仍坚持一周针灸一次预防复发。

按语:胆汁反流性胃炎,又称碱性反流性胃炎,是慢性胃炎的一种特殊类型。临床表现为上腹部胀闷不适、疼痛、灼热感、反酸、嗳气、嘈杂、恶心、呕吐、饱胀、食欲不振等非特异性消化道症状。目前,该病因及发病机制尚不完全明确,可能与胃肠道病变、胆系疾病、精神心理因素、Hp 感染等因素有关,并与胃十二指肠运动障碍、胃肠神经肽及激素水平变化、Oddi 括约肌收缩功能异常等机制有关。现代医学常采用促胃肠动力、中和胆酸、保护胃黏膜、根除 Hp 等药物联合治疗,但缺乏特效治疗方法,使得症状易于反复,且部分患者不适症状难以得到有效改善。

本病可属中医"胃痞、胃脘痛、吐酸、嘈杂、呕胆、胆瘅"等范畴。《素问·太阴阳明论篇》有言"饮食不节,起居不时者,阴受之……入五脏,则䐜满闭塞",认为"饮食不节"和"起居不时"是痞满的病因,这也是对痞满及其病因最早的记载。中医治疗分为中药辨证内治法及针灸等外治法。该例患者久病,长期口服中药治疗,效果欠佳,情绪极度焦虑。我科根据患者的症状及舌脉,采用疏肝健脾法针刺治疗,3次治疗后,患者烧心感减半,增加了治疗的信心,随后加以辨证与中药内调同治,坚持1个疗程后,患者的症状消失。

（付松松　整理）

三十二、呃 逆

（一）徐某,男,50 岁。

初诊：1 d 前饱食后发呃逆,不能自止,影响饮食及睡眠,遂来院就诊,就诊时呃逆频发,每分钟有 20 次左右,查体：痛苦面容,苔淡黄腻偏干,口气较重,脉弦滑数。

西医诊断：呃逆。

中医诊断：呃逆(肝气犯胃、胃有湿热)。

治则：疏肝降逆止呃。

针灸方法：采用下部疾病取上治取穴法,留针时配合吞咽动作 10 min。

先嘱患者仰卧位,取双侧鱼腰穴,针尖由内向外平刺行针,患者感明显酸胀,嘱患者缓缓做吞咽动作,口中含一口温水约 20 ml 分 10 次吞下,禁止说话,保持平静,在吞咽同时做捻转运针动作,患者觉气平,腹部肌肉有放松感觉,随后同样方法再做吞咽动作 10 次,同样运针 2 次后呃逆停止。

第 1 次治疗：留针时患者呃逆次数明显减少,起针后呃逆停止,当夜睡眠尚安稳,无呃逆现象。指导患者回家保持平静,清淡饮食。

第 2 次治疗：无呃逆现象,鉴于无呃逆现象,指导患者继续做吞咽动作治疗 1 次,治愈。

按语：《黄帝内经》称呃逆为"哕",认为是胃气上逆而发病。《素问·宣明五气篇》中记载"胃为气逆，为哕"，认为与寒气及肺、胃有关。张介宾在《景岳全书·呃逆》中写道："呃之大要，亦惟三者而已，一曰寒呃，二曰热呃，三曰虚脱之呃。寒呃可温可散，寒去则气自舒也；热呃可降可清，火静而气自平也；惟虚脱之呃则诚危殆之证。"

中医认为，头部通过经络与脏腑相联系，脏腑生产的精气均通过经脉输于头，如果脏腑功能失调，头部也会出现相应症状，这些症状是通过循行于头部的经络来表现的。汉代《太平经》说："灸刺者，所以调安三百六十脉，通阴阳之气而除害者也。"根结、标本、气街、四海学说是经络学说的重要内容，是阐述经络与各部位的关系，包括人身上下之间，内外之间、三阳之间的多种关系的理论，是头针疗法的理论依据之一。头针，其主要理论依据是根据传统的脏腑经络理论及大脑皮质的功能定位在头皮的投影选取相应的穴线。《素问·脉要精微论篇》指出："头者，精明之府。"针刺头皮针治疗穴线，可疏通经络、调节阴阳，治疗脏腑和经脉病证。

（刘秋根　整理）

（二）徐某，男，80岁。

初诊：2019年3月6日因"反复呃逆4年余"前来就诊。

2015年因淋巴瘤化疗8次，此后出现反复呃逆，呃声低频，夜间尤甚，时有恶心呕吐、反酸等症状，严重影响生活质量。曾多次外院就诊，查胃镜示慢性胃炎、反流性食管炎。头颅CT示多发腔梗。予按压眼眶神经、吸气屏气法及甲氧氯普胺（胃复安）、兰索拉唑、铝碳酸镁片（达喜）等药物治疗未果。刻诊：患者呃声低频，气不续息，每于受寒或食后加重，时有恶心呕吐，反酸，纳欠馨，寐尚可，大便微溏，小便调。查其形体适中，神情倦怠，面色偏白,心肺未见异常,脘腹喜温喜按,舌淡苔白,脉沉细弱。

诊断:呃逆(脾胃虚寒证)。

治则:温补脾胃,和中降逆。

针灸方法:取穴中脘、廉泉、百会、双侧内关及双侧大陵。患者仰卧位,常规针刺后行平补平泻手法,得气后留针 30 min,同时配合胃脘部红外线照射。治疗一次后,患者呃逆即止,效如桴鼓。

二诊:3 日后患者述食后呃逆再发,频率降低,持续时间减少,胃纳好转,矢气增多,予巩固治疗,加取足三里,手法同前。嘱患者于午时阳气旺盛之时用艾条于中脘、双侧足三里行温和灸治疗,以皮肤耐受为度,见局部潮红即可,隔日一次。同时嘱日常生活中注意畅情志,适寒温,调饮食,禁食辛辣、生冷之物。患者治疗 1 次/3 d。经 10 次治疗诸症皆愈,随访 1 个月,未见复发。

按语:现代医学认为,呃逆是一种膈肌痉挛性疾病,如若患者呃逆症状持续 48 h 以上则称为顽固性呃逆,其病因涉及神经系统疾病、消化系统疾病、呼吸系统、横膈或纵隔附近组织病变、药物、心理疾病等,现临床中常用物理刺激、药物治疗、神经阻滞等方法治疗,但存在疗效不佳、难以根治、不良反应增多等问题。传统医学称之为"哕""哕逆""呃",明代起统称呃逆,以理气和胃、降逆平呃为基本治法。

患者年近耄耋,脾胃日衰,复因大病之后,耗伤中气,加之化疗之药戕害胃阳,胃失和降,气逆动膈而致呃逆频频。本案取任脉、督脉及手厥阴心包经穴,同时兼以 TDP 神灯照射胃脘、艾灸以温中,诸穴相配,标本兼顾,共奏降逆止呃、温中和胃之功,疗效显著。

(黄炜婷 整理)

三十三、慢性泄泻

张某,男,33岁。

初诊:患者5年前因食寒凉食物致腹泻,大便清稀,3～4次/d,食少纳呆,脘腹胀满,遇寒及情志不舒即发作。近7d来发作次数增加,程度加重。曾在外院就诊,经肠镜、大便常规等检查,诊断为结肠炎,服用西药治疗,效果不显,患者症状仍有,故至我科就诊。刻诊:面色少华,食少,情绪抑郁,睡眠不佳,便溏,舌胖,苔白,脉弦。

中医诊断:慢性泄泻(肝郁脾虚型)。

治则:疏肝解郁,健脾利湿。

取穴:神阙、天枢、中脘、关元、足三里、三阴交、太冲。

针灸方法:上述穴位直刺进针,行提插捻转平补平泻法,留针30 min。在针刺的同时,将8段长约3 cm的艾条一端点燃,均匀置于艾灸箱中,将艾灸箱放于患者腹部施灸,灸至皮肤潮红汗出,且热感向深处透达至腰骶部。施灸过程中患者自觉肠道蠕动增强。每天治疗1次,一周3次。用此法治疗4次后,患者食欲增强,腹泻次数减少;治疗8次后,腹胀减轻,大便次数、便质基本正常。

4周后,患者大便次数、便质恢复正常,皮肤恢复如常,饮食、睡眠正常。

随访3个月,未见复发。

按语：慢性泄泻是指病程在 2 个月以上的腹泻或间歇期为 2~4 周的复发性腹泻，以排便次数增多达到 3 次/d 以上，或每日排便量超过平常量，粪便溏薄，可伴有黏液、未消化的食物等。由于生活节奏的加快，人们面临越来越多的生活压力，不注意饮食，本病的发病率也越来越高，可发生于任何年龄，发病率无显著差异。中医认为本病病位在肠，且与肝脾密切相关，常因饮食、情志、劳倦、脏腑功能失调诱发或加重。《景岳全书·泄泻》曰："凡遇怒气便作泄泻者，必先以怒时夹食致伤脾胃，故但有所犯，即随触而发，此肝脾二脏之病也。盖以肝木克土，脾气受伤而然。"因此，本病主要是由于饮食所伤，情志失调，脾胃虚弱，导致脾虚湿盛，脾失健运，大小肠传化失常，升降失调，清浊不分而成泄泻。本病的治疗原则为疏肝解郁，健脾利湿。

神阙穴居中腹，内连肠腑，灸之止泻；天枢为大肠的募穴，中脘为胃的募穴，关元为小肠的募穴，三穴共用，调理肠腑而止泻；足三里为胃腑下合穴，健胃行气；三阴交为足三阴经的交会穴，健脾利湿、调理肝肾；太冲为肝经的原穴，疏肝解郁、理气止泻。古人强调大病宜灸，且多用重灸。《医学入门》云："药之不及，针之不到，必须灸之。"近年来灸法研究表明，灸量随人异，当以灸至灸感消失、局部皮肤出现灼痛感作为充足的艾灸剂量，能达到热敏灸的最佳疗效。在本病的治疗中，采用透灸法，灸量根据患者腹部皮肤汗出潮红而定，灸后不留瘢痕，易被患者接受。透灸法有通督振阳、祛湿散热、调整气血、疏通经脉的作用，能起到有效的止泻作用。针刺配合透灸，使热力内达腧穴，疏通腹部经气，利于肠道的传化作用，化湿止泻，故获良效。

（吴海生 整理）

三十四、便 秘

张某,女,68岁。

初诊:患者诉平日素有排便不畅、便质不干,3~4 d/次,难以排出,平日易乏力、喘气。舌淡红,苔薄白,脉虚。属气虚便秘,老年人体虚,易导致气血双亏,气虚则大肠传导无力,血虚则津枯不能滋润大肠,以致大肠秘结。治宜补气健脾。

针灸方法:足三里(双侧)、关元(双侧)、天枢(双侧)、支沟(双侧)、气海(双侧),以揿针的方式进行,留针 6~12 h,持续性刺激,调和气血,使大肠正常传导。

中药治疗:黄芪 30 g、火麻仁 10 g、陈皮 15 g,党参、生白术、当归、炒白芍、郁李仁、柏子仁各 10 g,肉苁蓉 15 g,蜜炙甘草 5 g。1 剂/d,水煎服,2 次/d。

二~六诊:隔 3 d 进行揿针治疗一次,服药连服 7 d。

七~八诊:针药结合,便秘好转。揿针位置同上。内服方剂:因患者睡眠欠佳,后原方加酸枣仁 15 g。

10 次揿针治疗结合汤剂服用,患者便秘情况好转。后予中成药麻仁丸常备,约 7 d/1 次,患者目前病情稳定。

按语:在老年人中,气虚导致大肠传导功能失常引起便秘是十分常见的。气虚则大肠传送无力,血虚则不能濡润大肠使粪便干燥而难以排除。《内经》称便秘为"后不利,大便难",认为便秘与脾、肾关系密切。脾为后天之本,肾为先天之本。《素问·上古天真论篇》:"男子五八肾气衰,发堕齿槁……八八则齿发去。"老年人,五脏精气亏虚,从而引起阴阳气血衰少,导致大肠秘结。

(李 烨 整理)

三十五、肌　痹

王某,女,53岁。

初诊：患者长期从事服装制衣工作,近半年来感胸部有紧束感不适,在三甲医院行胸部 CT、脑 CT、肌电图及查血等均未见异常,被诊断为更年期抑郁症,并开具抗抑郁药物治疗;患者服用后仍感胸部有紧束感,故来齐昌菊教授专家门诊求治,但拒绝其他检查,要求针刺治疗。查体：神清,病理反射未引出,双侧乳下有约 15 cm 长、8 cm 宽条状的皮肤浅感觉障碍,针刺无痛觉,舌暗,脉沉。

西医诊断：更年期抑郁症。

中医诊断：肌痹症。

针灸方法：用皮肤针扣刺再拔罐的方法治疗,先用皮肤针在病变区域连续扣刺,中等频率,中等强度,以患者能耐受为度,每次 1 min,然后拔上玻璃罐,配以特定电磁波治疗仪照射。隔日治疗一次。

治疗 3 次后患者感觉紧束感减轻,麻木范围缩小,精神也因症状逐步好转而放松,并坚定了针灸治疗的信心。

治疗 10 次,明显减轻,偶尔有感觉。

按语：肌痹为五体痹之一,多因脉络闭阻,气滞血瘀,出现一处或多处皮肤肌肉麻木不仁甚至疼痛,疲软无力。

患者从事服装制衣工作,长期伏案,致使局部气血运行不畅。《黄帝内经太素·痹论》载："卫气虚则不仁而不用,营卫俱虚则不仁且不用,肉如苛也。"杨上善注:"营虚、卫实,气至知觉,故犹仁也;若营实卫虚者,肉不仁也;若营卫俱虚,则不仁之甚,故肉同苛。"苛意指"不仁之甚"。杨上善注:"仁,亲也,觉也……神不至于皮肤之中,故皮肤不觉痛痒,名曰不仁。"因其缺少血气濡养,用皮肤针扣刺病变皮肤也是取调和营卫的意思。《灵枢·官针》曰:"毛刺者,刺浮痹皮肤也。"皮肤针疗法是古代毛刺、浮刺发展而来的,齐昌菊教授认为人体的皮肤是营卫之气聚集之处,用皮肤针扣刺皮肤可调和气血营卫,疏通经络。人体皮肤又是十二经脉在体表的分布,所以皮肤针扣刺又能通过络脉作用于脏腑经脉使机体恢复正常。火罐能借助热量和负压紧紧吸附于扣刺出血处,吸出瘀血,所以具有温经散寒、活血祛瘀、通经活络作用。两者合用增强了疗效。

通过临床观察,本人深刻体会到:皮肤针扣刺再拔罐是目前治疗局部皮肤麻木、酸痛较为有效的方法。

(葛 谈 整理 齐昌菊案)

三十六、寒　痹

张某,女,63 岁。

初诊:后背怕冷多年,加重 3 月余。平素手足冰凉,近年愈加严重,通宵不温,渐渐自觉后背畏冷,拘紧不适,遇风寒则甚,无明显汗出。今夏尤甚,入秋不堪忍受遂来我院寻求中医诊治。现症见:面白少华,语声偏低,平素乏力,纳尚可,二便调,寐一般,舌淡苔薄白、脉细。

患者素体虚弱、脾气不足,风寒阻于经络,太阳经输注不利,故而项背强,综合临床症状辨证为太阳表虚之风寒阻络证。治以解肌祛风、散寒通络。

针灸方法:取穴风池(双)、大椎、大杼(双)、胸段夹脊穴、命门、腰阳关、足三里(双)。以风池祛风、以大椎通阳,并于病位选取足太阳膀胱经对应穴位,直中病腑;远取命门、腰阳关以祛寒温阳、舒筋活络;加足三里健脾益气。患者苦于寒痹日久,配合汤药同用。桂枝汤加入葛根解肌散邪、通太阳之经;素体脾虚,予玉屏风益气固表扶正。虚实同治、内外兼顾,共奏奇效。

中药治疗:桂枝加葛根汤合玉屏风散。桂枝、生白芍各12 g,炙甘草 6 g,大枣 10 g,葛根 15 g,防风、炒白术各 9 g,黄芪10 g,生姜三片。3 剂,日一剂,早晚分温服。

嘱服药后避风寒、勿外出。

二诊:患者诉后背畏冷明显减轻,原方案续治。

三诊：患者诉后背畏冷大好，针灸后嘱再服原方三剂。

按语：本案综合临床症状辨证为太阳表虚之风寒阻络证，患者脾气不足、表阳之虚，易受风寒之扰，太阳之经气受阻而觉后背冷强。故此证不单以祛风散寒治法，虚则补之，又外邪之下不可大补，则以针温经通脉、以轻清扶正之汤药鼓动阳气祛邪外出。

（郎正宽　整理）

三十七、项　痹

（一）程某，女，42岁。

初诊：1个月前无明显诱因下出现项背部酸痛伴双上肢麻木，双手拇指、示指、中指麻木较重，酸痛晨起较甚，就诊于外院，查颈椎 MRI 示：①C3/C4、C5/C6 椎间盘突出，C5/C6 层面椎管狭窄；②颈椎轻度退行性病变。要求保守治疗。就诊时项背部酸痛，双上肢麻木，以双手拇指、示指、中指麻木为甚，无视物旋转，无恶心呕吐，无胸闷心慌，纳可寐安，二便调。舌暗红，苔薄白，脉弦涩。查体：颈椎活动度可，前屈 35°，后伸 35°，左侧弯 45°，右侧弯 45°，左旋 80°，右旋 80°；颈椎生理曲度变直，C3～C6 棘突及椎旁肌肉压痛（＋）、直接叩击痛（－）、间接叩击痛（－），压头试验（±），双侧臂丛牵拉试验（－）。

西医诊断：颈椎间盘突出伴椎管狭窄。

中医诊断：项痹（气滞血瘀证）。

治则：行气活血、化瘀通络，采用针刺结合杨氏絮刺拔罐法。

针灸方法：取穴项八针（两侧 C2、C4、C6 棘突下，哑门，大椎），外关，合谷，手三里。操作：患者取坐位，进针后均行平补平泻捻转手法，得气后留针 20 min，隔天治疗 1 次，每周 3 次，1 周为 1 个疗程，2 个疗程间休息 2 d。

取针后用七星针从颈部沿督脉、足太阳、足少阳三线叩打，到膈俞穴为止；上肢沿手太阳、手阳明、手少阳三线叩打，到五指末端为止，叩至以皮肤有星状出血点，明显压痛部位可重叩出血。在叩刺出血的皮肤上均匀地涂一层火麻油，选择小号玻璃火罐，用闪火法吸附，以小火轻吸单向慢走数次，明显压痛部位留罐1 min，拔出少量血沫，然后擦去皮肤上的火麻油。每周 1 次。

治疗 3 个疗程后，患者自觉颈痛消失，手麻基本好转。

按语：患项痹者，多因畏热贪凉，坐卧湿地，风寒之邪侵入督脉和足太阳膀胱经之背俞穴，迁延日久，加之姿势不良，瘀血凝于脉络，气血受遏，不通则痛。病久脾肾亏虚所致，治疗以祛邪活络为要，针对病因，分别施策。"项八针"中经验穴（两侧C2、C4、C6 棘突下，后正中线旁开 2 寸）所处位置是病患颈部常见压痛点，此 6 穴恰好经过足太阳膀胱经的经筋部。哑门和大椎穴同属督脉，位于颈椎上部，具有治疗头痛、项强的功效。纵观八穴，一可通过督脉调整、鼓舞阳气，二可通畅足太阳膀胱经之经筋，起到行气止痛之效。

杨氏针灸创始人杨永璇根据刺罐结合的治疗经验，创造了多针浅刺、活血化瘀的絮刺拔罐疗法，运用七星针重叩轻刺微微出血之后拔以火罐，吸出瘀血凝块，达到祛瘀生新、舒经活络的目的。此患者本在督脉，标在四肢，叩刺督脉和足三阳经可直中病所，能直接促进局部血液循环，改善神经的受压状况，消除局部组织炎症及水肿。斜方肌肌腹下有脊神经后支和椎体前方的动静脉丛通过，走罐能改善颈部的微循环，从而起到气行则血行的理气活血功效和活血化瘀的祛瘀生新作用。

（黄炜婷　整理）

（二）黄某，女，34 岁。

初诊：患者因长期低头工作致使颈项部僵硬酸痛、转侧不舒近 10 多年,时有双上肢发麻,持物不稳,双下肢乏力,双腿发紧(僵直、扳紧),走路不稳,有踩棉花踏空感,时自觉胸部憋闷,挺胸伸展稍舒,呼吸觉浅,近来有尿频,小便排出不畅,苔薄质淡,体胖,有齿痕,脉细。

西医诊断:复合型颈椎病。

中医诊断:项痹(脾肾两亏、气血不足)。

治则:调补脾肾,养血柔肝。方药为左归丸和归脾丸内服。

取穴:五脏俞,神门,三阴交,合谷,复溜,颈夹脊。

配穴:①手三里、环跳、承山、太溪。②曲池、内关、足三里、委中。

针灸方法:先用泻法以泄实祛瘀通络为主,后用补法以补脾肝肾为主。以上穴位每次主穴必取,配穴交替使用。

告知患者颈椎病难以断根,嘱本病三分靠治,七分靠养、靠练,须勤加保养,加强颈部肌肉锻炼,纠正颈椎结构。初次针刺治疗后,予局部针刺处拔罐,吸出少许血。并手法正脊,纠正颈椎小关节紊乱,患者感觉缓解许多。

二~五诊:每周 2 次,并局部针刺拔罐,吸出血液逐渐增多,患者肢体麻木乏力、颈部僵硬明显好转。

随后每周一次,据证施法,或针刺,或手法,或艾灸,持续 2个月,所有症状基本消失,随访半年未复发。

按语:颈椎病分为五型,该患者乃有颈型、交感型、脊髓型三型兼之,其主要由于颈段脊髓受压迫或刺激后出现感觉、运动与反射障碍。临床上此类疾病比较难治。此例治疗采用虚实兼治,针药结合,对偏向脊髓型颈椎病是一种行之有效的疗法。颈椎天天使用,尤其手机不离手的低头族,更加需要引起注意。

(葛　谈　整理)

（三）黄某，女，34 岁。

初诊：患者在某电子厂工作，长期低头工作且强度高，每天工作 10 h 以上，近 3 年患者时感颈项部酸痛，板滞不舒。近半月感颈部僵硬，转侧不利，双上肢发麻不灵活，持物不稳，双下肢乏力，双腿发紧（僵直、扳紧），走路不稳，有踩棉感，易摔倒，有束胸感，并有尿频，小便排出不畅。此外，患者尚伴有精神焦虑，神情疲惫。曾在三级医院做 CT 示颈椎间盘中央突出，压迫脊髓，因无力承担手术费和手术风险，由家人搀扶前来就诊。

西医诊断：复合型颈椎病。

中医诊断：项痹。

治则：疏通经络。

针灸方法：取穴五脏俞、神门、三阴交、合谷、复溜、颈夹脊。配穴：①手三里、环跳、承山、太溪。②曲池、内关、足三里、委中。以上穴位每次主穴必取，配穴交替使用。针刺后先用泻法以泄实祛瘀通络为主，后用补法以补脾肾为主。接电针，连续波中等频率、中等强度，以患者能耐受为度，每次 30 min。配以特定电磁波治疗仪照射。

隔日治疗 1 次。

治疗 3 次后患者肢体麻木乏力，颈部僵硬明显好转。治疗 20 多次后，症状明显好转，可以做简单家务，唯余双腿自觉仍有发紧感，但较前已明显减轻。嘱其服用补肝肾、健脾的中药后诸症消除。

按语：临床将颈椎病分为五个类型，多数患者以复合型为主，即有三个类型的颈椎病症状。该患者由于颈段脊髓受压迫或刺激后出现感觉、运动与反射障碍。临床上此类较难治，多采用手术。而此例经保守治疗证实是有效的，四诊分析，患者多由于脾肾两亏、肝阴不足、气血亏虚、肢节筋脉失养而致肢体筋脉拘急,活动不利。通过针刺穴位来行气活血、调补脾肾、养血柔肝达到治疗疾病目的。患者精神也因症状逐步好转而放松,并坚定了针灸治疗的信心。

(张凯熠 整理)

(四)谈某,男,35 岁。

初诊:患者近半个月来自觉颈部疼痛、板滞不舒,活动不利,伴左手臂沉重酸痛,左手指麻木有虫咬样感觉。检查:颈部肌肉紧张度稍高,压痛(+-),臂丛牵拉试验(+-)椎间孔挤压试验(+-),X 线片示:颈椎生理曲度变直,C2~C7 锥体后缘唇样骨质增生,C4~C5、C5~C6、C6~C7 钩突变尖,C5~C6 椎间隙变窄,项韧带钙化。

西医诊断:复合型颈椎病。

中医诊断:项痹(寒凝血瘀)。

治则:疏通经络。

针灸方法:取颈夹脊穴、风池、天柱、玉枕、大椎、曲池、外关、中渚、合谷,针刺得气后接电针,并用红外线灯照颈部 20 min。

中药治疗:葛根汤,每日 1 剂服用。

隔日治疗一次,经 5 次治疗,症状体征消失,随访 3 个月未复发。

按语:颈痛项强是当今比较常见症状,严重时可导致失眠,主要与长时间低头伏案体式有关,临床发现一旦诱因去除,颈痛项强也会有所缓解甚至消失。其他症状也随之缓解。颈部肌肉长时间等长收缩,肌肉劳损,不堪负重以致痉挛,继而压迫神经根出现水肿,不能宗筋束骨致小关节紊乱。

颈项部日久腠理空虚,气虚血少,筋骨失养,风寒湿邪易于侵袭。此处又是督脉、太阳经、少阳经循行之处,感受风寒湿邪时,最易侵袭诸阳经经脉,使经络不利,营卫失和,气滞血瘀,不通则痛,故见项背僵痛、肩臂麻木、头痛、眩晕等证。同时,久视伤血则肝血不足,筋脉失养故见手足麻木,活动不利。针灸具有通经活络、活血化瘀、祛寒止痛的功能,能够促进神经根无菌性炎症消散吸收,促进局部血液循环,改善代谢和营养血管神经;配合专治"项背强几几"的葛根汤,方中重用葛根加强解肌治疗项背痛作用,舒筋解痉以利关节;重用芍药取其柔肝止痛作用;方中诸药共奏通经止痛之效,从而使紧张痉挛的肌肉组织得到进一步放松,改善症状。

(张　欢　整理)

(五) 胡某,女,20岁。

初诊：患者述颈肩部疼痛1月余,颈椎侧屈、旋转稍受限,无胸闷气促,无胸痛,偶有头晕、左手麻木,2 d前症状加重;查颈椎平片:颈椎曲度变直,颈椎轻度退行性变;舌暗红,苔薄白,脉弦数。

西医诊断：颈椎退行性变。

中医诊断：颈椎病(肝阳上亢)。

治则：平肝潜阳,调和气血。

针灸方法：取穴神庭、头维、百会、颈夹脊穴、风池、肩井、肩贞、曲池、外关、合谷、后溪、三间、太冲。患者取坐位,颈部及体针采用25 mm×40 mm针,针刺入穴位得气后,平补平泻;针刺风池时针尖向对侧眼球方向平刺;头针采用25 mm×25 mm针刺,斜刺,注意针刺深度,留针20 min,头部穴位起针后注意按压针孔防止出血;操作结束后,干棉球按压起针,针眼无明显渗血出血,无血肿,无其余不适。隔天治疗1次,共治疗3次。

　　按语：根据患者临床表现及舌苔脉象,证属颈椎病肝阳上亢证;颈椎病变部位在颈部,属于督脉、太阳经,颈部局部取穴可疏通督脉及太阳经脉。风池是足少阳胆经和阳维脉交会穴,有平肝息风作用,临床常用于治疗颈椎病引起的头痛头晕症状;后溪是治疗颈椎腰椎疼痛的经验效穴,后溪是八脉交会穴通于督脉,可疏通督脉气血,缓解疼痛,临床颈椎病引起头晕较多见,一般针刺头颈部穴位可以很好地缓解症状,患者第一次针刺完后随即感觉头晕明显好转,颈肩部疼痛缓解,针刺治疗3次后患者已无明显不适症状。

（陈　波　整理）

（六）乔某,女,46岁。

　　初诊：患者述半年前无明显诱因下出现颈部板滞感,间断性左上肢麻木发作,左下肢麻木,活动不受限,无胸闷气促,无胸痛,偶有头晕,无头痛,无肢体偏瘫,查颈椎CT:颈C4～C5椎间盘膨隆,椎骨骨质增生,生理曲度变直,舌暗红,苔薄白,脉弦。

　　西医诊断：①混合型颈椎病。②颈椎间盘膨隆。

　　中医诊断：颈椎病(气滞血瘀)。

　　治则：活血化瘀止痛。

　　针灸方法：小针刀治疗。患者取坐位,颈部找敏感压痛点6个,左上肢麻木部位3个,并做标记,常规消毒后,取0.2%利多卡因10 ml,每个进针点内进行局部麻醉,术者戴无菌手套,运用针刀刺入标记点,对准标记部位做纵向切割1～2次,进行松解,解除局部组织粘连,术毕取碘伏消毒后纱布覆盖,术后无出血,无血肿,无其他不适。嘱患者72 h内局部忌水,避免负重、远距离行走,低枕平卧休息。

　　一周后复诊,患者头晕、颈部板滞不适症状减轻。

按语：根据患者症状及舌苔脉象，患者属颈椎病气滞血瘀证。临床中颈椎病按照病变部位、范围、受压组织、临床表现和体征分为神经根型、脊髓型、椎动脉型、交感型、混合型颈椎病五种，针刀属于闭合性松解微创手术，对由于肌筋膜痉挛引起的疼痛麻木有明显松解作用，所以小针刀在治疗混合型、神经根型颈椎病有显著疗效，一般治疗 1～2 次后，症状就会有明显改善。

（陈波 整理）

（七）罗某，男，48 岁。

初诊（２０１９年2月12日）：颈项强痛一月余。一个月前突然发生左侧颈项强痛，不能转侧和后仰，且每日夜间加剧，曾服中西药物均无明显效果，特求针灸治疗。查：左侧胸锁乳突肌、下颌角后有明显压痛，舌苔薄白，脉浮紧。此乃气血阻滞阳明经脉。

西医诊断：颈椎病。

中医诊断：项痹症（气滞血瘀型）。

治则：通经活络。

针灸方法：取手三里（左侧指针）。经指针后疼痛立刻大减，颈项亦可自由活动。

二诊（2月13日）：疼痛基本消失，仅在活动时有微痛，仍指针上穴。

三诊（2月15日）：疼痛完全消失，活动自如而痊愈。

按语：此例患者虽未感觉到有明显的诱因，但一般多为风寒之邪侵袭所致，致使阳明之经气运行不畅，经筋之气阻滞，故取阳明经之手三里一穴，运用指针以疏通阳明之气血，从而达到经脉通而疼痛消失，经筋之功能恢复而头项活动自如。

（潘恩 整理）

（八）李某，男，49 岁。

初诊（２０１９年 7 月 11 日）：项脊强痛 4 d。患者于 4 d 前上班时微感恶寒发热，当站立时即觉项脊强痛，呈持续性疼痛，不能左右转侧，睡觉时亦不能翻身。查：舌淡，苔微黄，脉缓。此属寒湿之邪阻遏督脉与太阳经所致。

西医诊断：颈椎病。

中医诊断：项痹症（寒湿阻滞型）。

治则：散寒除湿，通经活络。

针灸方法：针取大椎（针后加无烟灸条悬灸）、风门（火罐）、天柱（针）。

二诊（7 月 12 日）：疼痛明显减轻，夜卧可慢慢翻身。针刺同前。

三诊（7 月 13 日）：患者自诉脊、项疼痛消失，活动自如，满意而去。

按语：督脉循行在头背正中，足太阳经上巅入脑，还出别络下项会于大椎，而督脉总督诸阳，如病则脊强，如马元台曰："督脉行于脊中，故其为病，脊强反折，而不能屈伸者也。"此例患者由于起居不慎，感受寒邪，寒湿凝滞于督脉及太阳之筋而致脊项强痛，故针灸大椎以调理气机，解表散寒；风门拔罐，祛邪外出，针天柱以解痉止痛，诸穴相配，扶正祛邪，通调气机，使寒湿之邪祛而病速愈。

（潘　恩　整理）

三十八、腰 痹

（一）杨某,男,50 岁。

初诊：患者长期久坐办公后出现腰痛不适,近 3 个月渐至左下肢外侧酸痛麻木,腰椎 CT 平扫示：L4/L5 椎间盘膨出,L5/S1 椎间盘突出。予活血化瘀、理疗等保守治疗后病情时有反复。刻诊：左侧腰骶部酸胀疼痛不适,翻身受限,晨起无力,活动后稍减轻,左下肢外侧放射麻木至小腿脚踝,无间歇性跛行,无偏瘫畸形,无肌肉萎缩,舌暗,苔薄白,脉沉弦。查体：腰椎生理弧度直,脊柱无侧弯,腰部活动：前屈 60°,后伸 15°,左侧弯 30°,右侧弯 30°,左旋 30°,右旋 30°,间接叩击痛（-）,直接叩击痛（+）,肾区叩击痛（-）,左侧 L4～S1 棘突旁压痛（+）,左侧臀中肌深压痛（+）,左侧直腿抬高试验及加强试验（+）,双侧"4"字试验（-）,梨状肌紧张试验（-）,双侧跟臀试验不等,双下肢肌力、肌张力正常,双下肢无水肿,生理反射存在,病理反射未引出。

西医诊断：腰椎间盘突出症。

中医诊断：腰痹病（气滞血瘀证）。

治则：行气活血,通络止痛,采用常规针刺结合杨氏絮刺拔罐法。

针刺方法：取穴腰八针（两侧 L3、L4、L5 棘突下,后正中线旁开 2 寸共 6 穴,腰阳关,十七椎）、环跳、风市、委中、阳陵泉、悬钟。患者取俯卧位,常规针刺后行平补平泻捻转手法,得气后留针 20 min。取针后局部皮肤严格消毒,用七星针从 L1 椎下悬枢穴水平向下沿督脉、足太阳膀胱经第一、第二侧线,两侧共五线,轻叩至腰俞穴水平为止,加拔火罐多只,拔出汁沫,再重叩压痛点、腰眼、秩边、环跳出血,加拔火罐 15 min,吸出瘀血。针刺隔日 1 次,絮刺拔罐每周 1 次。

絮刺拔罐 2 次后,患者自觉腰痛已松,酸痛好转,麻木不显,继续常规针刺 3 次后基本告愈。

按语:本病诊断为"腰痹病",患此病者多因畏热贪凉,坐卧湿地,风寒之邪侵入督脉和足太阳膀胱经之背俞穴,迁延日久,平素劳作姿势不当,瘀血凝于脉络,气血受遏,不通则痛。病久脾肾亏虚所致,治疗以祛邪活络为要,针对病因,分别施策。可行针灸治疗,辅以中医药治疗,可遵循虚补实泻,兼调气血的治则,临床应权衡标本轻重缓急,酌情论治。《灵枢·周痹》曰:"故刺痹者,必先切循其下之六经,视其虚实,及大络之血结而不通,及虚而脉陷空者而调之,熨而通之。其瘛坚转引而行之。"本例患者使用腰八针,后正中线旁开 2 寸局部取穴,配合腰阳关调整督阳之脉、经外奇穴十七椎温阳益肾、少阳胆经诸穴配合,取穴纵横腰背腿,得以疏通气血,散瘀止痛,改善疼痛所致的炎症反应。并运用七星针重叩轻刺微微出血之后拔火罐,吸出瘀血凝块,达到祛瘀生新、舒经活络的目的。

(黄炜婷 整理)

(二)廖某,女,63 岁。

初诊:述右侧腰腿疼 2 个月,既往有腰腿痛病史,此次因劳累后发作,右侧腰腿痛,右脚偶有麻木,活动受限,间歇性跛行,影响行走等日常活动,外院腰椎 MRI:腰椎间盘突出,椎管狭窄。舌暗红,苔薄白,脉弦。

西医诊断:腰椎间盘突出,腰椎管狭窄。

中医诊断:腰痛(气滞血瘀)。

治则:活血化瘀,通络止痛。

针灸方法:取穴肾俞、大肠俞、腰夹脊穴、秩边、环跳、承扶、殷门、委中、承山、飞扬、绝骨、昆仑。患者取俯卧位,秩边、环跳采用 30 mm×75 mm 针;其余穴位采用 25 mm×40 mm 针,常规消毒后,将针刺入相应穴位得气后,留针 20 min。在右侧腰夹脊及秩边、飞扬接电针,连续波,频率 1 Hz。操作结束后,干棉球按压起针,针眼无明显渗血出血,无血肿,无其余不适。

隔天 1 次,3 次后复诊,腰痛缓解明显。

按语:根据患者症状,舌苔脉象,考虑为腰痛病气滞血瘀证,治疗以活血化瘀、通络止痛为主。《针灸大全》言"腰背委中求""经脉所过,主治所及",故选委中通调腰腿部经脉;患者右侧腰腿疼经络归经属膀胱经,故选膀胱经穴肾俞、大肠俞;电针可缓解疼痛,疏通经脉气血;第一次针刺后,患者述腰腿痛明显缓解,可步行 100 m,3 次治疗后患者症状明显改善,偶有腰酸痛不适,故再予 3 次治疗以巩固疗效。

(陈 波 整理)

(三) 何某,男,49 岁。

初诊:患者述 3 周前无明显诱因下出现左腰腿部疼痛不适,左下肢偶有麻木发作,无肢体偏瘫,活动受限,查腰椎 CT 检查示:L5/S1 腰椎间盘膨隆,腰椎退行性变;胃纳可,二便调,夜寐安。舌暗红,苔薄白,脉弦。

西医诊断:腰椎间盘膨出,腰椎退行性变。

中医诊断:腰痛(气滞血瘀)。

治则：活血化瘀,通络止痛。

针灸方法：小针刀联合推拿手法。患者取俯卧位,左腰腿部找敏感压痛点 8 个,并做标记,常规消毒后,取 0.2% 利多卡因 10 ml,每个进针点内进行局部麻醉,术者戴无菌手套,运用针刀刺入标记点,对准标记部位纵向切割 1～2 次,进行松解,解除局部组织粘连及痉挛。术毕取碘伏消毒后纱布覆盖。术后无出血,无血肿,无其他不适。嘱患者 72 h 内局部忌水,避免负重远距离行走,低枕平卧休息。

治疗后患者疼痛缓解,一周后复诊情况良好。

按语：根据患者症状及舌苔脉象,临床考虑腰痛病气滞血瘀证,临床治疗以活血化瘀止痛为主,小针刀治疗是解除组织粘连、挛缩、瘢痕、阻塞等病理因素,对神经根产生刺激,改善压迫症状,从而改善患者临床症状。小针刀治疗为主,推拿手法辅助,可改善患者腰部周围软组织受力不平衡情况。患者治疗后,腰腿痛症状明显改善,嘱患者多休息,勿劳累。

（陈　波　整理）

（四）陆某,女,68 岁。

初诊：述左腰腿疼痛 3 个月,既往无腰痛病史,此时无明显诱因下出现左腰腿痛发作,无肢体麻木偏瘫,活动受限,影响行走等日常生活,腰椎 CT 显示腰椎间盘突出,腰椎退行性变,左髋关节摄片未见明显异常。舌暗红,苔薄白,脉弦。

西医诊断：腰椎间盘突出。

中医诊断：腰痛（气滞血瘀）。

治则：通络止痛。

针灸方法：小针刀联合推拿手法。患者取俯卧位,在腰部找敏感压痛点 6 个,左侧腿部外侧找敏感压痛点各 5 个,并做标记,常规消毒后,取 0.2% 利多卡因 10 ml,于每个进针点内进行局部麻醉,术者戴无菌手套,将针刀刺入标记点,对准标记部位做纵向切割 2 次,进行松解,解除局部痉挛。术毕取碘伏消毒后纱布覆盖。术后无出血,无血肿,无其他不适。

一周后复诊,患者症状减轻。

按语:根据症状以及舌苔、脉弦,考虑腰痛病气滞血瘀证,治疗以活血通络止痛为主。小针刀治疗原则是针刀深入椎管内刺激神经根鞘膜产生反射,改变神经根与突出物的相对位置,再联合推拿手法,起到活血止痛、松解粘连的作用。治疗后该患者的疼痛症状得到了明显的改善,可见治疗效果显著。

(陈 波 整理)

(五)张某,男,59 岁。

初诊:2 d 前耕地时因雨后地滑不慎跌伤腰部,不能弯腰屈背,更不能穿脱鞋袜,咳嗽时伤处疼痛加剧,朝轻夜重,彻夜呼痛,就诊时由家人扶持而来,腰椎 X 片未见异常。查:腰痛偏右,由肾俞至胃俞部有肿胀如梭形,按之呼痛,咳嗽更剧,不能前后俯仰、左右侧弯及下蹲,此因跌伤经络、气血瘀滞所致。

西医诊断:腰部软组织损伤。

中医诊断:外伤腰痛(气滞血瘀型)。

治则:散瘀定痛,舒筋活络。

针灸方法:循经取委中、昆仑,用泻法,留针 10 min。当委中两穴刺入后腰痛顿减,继针昆仑两穴,其痛霍然若失,随嘱其爱人揣压患部,其痛无,10 min 后即能自行爬起,穿上鞋袜,腰部遂能辗转弯曲,宛如常人,患者乃道谢随爱人弃杖而归,仅针一次而愈。3 天追踪访问,该病者早已下地劳动。

按语:循经取穴治愈外伤性腰痛的机制是:①以经络循行

和病候为依据。《灵枢·经脉》说:"足太阳之脉,起于目内
眦……挟脊抵腰中,入循膂,络肾……出外踝之后,循京骨,至小
指外侧。"今外伤性腰痛正当足太阳膀胱经循行之部位;同时上
述腰痛不能俯仰、侧弯及下蹲等症状,与《灵枢·经脉》所述膀胱
经病之"脊痛腰似折,髀不可以屈"等病候亦颇相仿,由此可见,
外伤性腰痛系伤及足太阳经脉而导致气血瘀滞使然。②根据上
述足太阳膀胱经的病候,结合《灵枢·经脉》所述"盛则泻之,虚
则补之……不盛不虚,以经取之"的治疗原则,而取本经的委中、
昆仑二穴治之。此二穴颇有舒经活络、散瘀定痛之效,不但在临
床上屡试不爽,而且历代文献记叙亦盛赞其效。如《四总穴歌》
说:"腰背委中求。"《杂病穴法歌》说:"腰痛环跳委中神,若连背
痛昆仑伍。"这些文献记述,都说明了委中、昆仑二穴有卓越之疗
效。同时,按照经络学说的理论认为:"本经腧穴,能治本经病;
合穴能治腑病。"委中、昆仑二穴,皆为足太阳膀胱经之经穴,故
能治膀胱经病;委中为膀胱经之经穴,故又能治疗膀胱经之腑
病。症、经、穴相合,故能收效。

(潘　恩　整理)

(六) 徐某某,男,40岁。

主诉:右侧腰腿疼痛1个月。

现病史:患者自诉于2个月前无任何原因出现右侧腰腿
疼痛,沿下肢后外侧放射至足小趾疼痛,屈伸不利,行走不便,抬
腿痛增,气候变化疼痛加重。10年前曾有过左大腿疼痛史。查
体:舌质淡红,苔薄白,脉沉缓。

针灸方法:①肾俞、环跳、阳陵泉、腰阳关;②环中、殷门、
昆仑、腰眼。以上两组穴,均取患侧,轮换使用,隔日一次。施行
泻法,每穴均留针30 min,每3～5 min捻转提插催针1次。肾

俞、腰眼针后加拔火罐,腰阳关艾条悬灸;环跳温针,其余穴位只针不灸。当日针后即觉疼痛减轻。

2 天后复诊,疼痛明显好转,症状基本消失。1 个月后随访,疼痛未再复发。

按语:坐骨神经痛,属中医学"痹证"范围。此病中医认为是由于寒湿之邪客于经络,经气阻滞不通,致使气血运行不畅而发病。如寒邪偏盛则疼痛剧烈,湿邪偏盛则重着难移。若病邪固着,日久失治,气凝血滞,则痛势缠绵难愈。《素问·痹论篇》指出:"风寒湿三气合而成痹。"又说:"所谓痹者,各以其时,重感于风寒湿之气也。""痹在于筋,则屈伸不利。"

本病为寒湿腰腿痛(坐骨神经痛),治宜通经活络,散寒除湿止痛,即《灵枢·九针十二原》所说"通其经脉,调其血气""经病者,治其经"的原则,选用肾俞、腰眼、腰阳关针灸拔罐,调理膀胱、肾、督经脉,温散寒邪,疏通经络以强壮腰膝;环跳、阳陵泉属胆经,《灵枢·本藏》篇说"胆者筋之应",故取之舒筋利节。膀胱经脉挟脊抵腰,贯臀入腘中,取殷门、昆仑通经调气;环中为治腰腿痛的经验效穴。按"经脉所过,主治所在"的道理,针刺、艾灸与拔罐综合调治,故获良效。

(陈 晨 整理)

(七)李某,男,46 岁。

初诊:腰痛 3 d,在当地医院针刺局部治疗无效。腰部屈而不伸,少腹引痛,诊其脉,左关滑数大。

西医诊断:腰肌劳损。

中医诊断:腰痛(厥阴腰痛)。

治则:疏肝散寒,通络止痛。

针灸方法:分析是病在厥阴,于腹部、阳陵泉、太冲留针约

10 min后痛大减。后于左足厥阴经小腿段压痛处埋皮内针一枚。治疗两次后腰痛基本消失。

按语：此例病在腰,但当地社区医院医生已局部治疗2d,无效。细察病症,有两点值得关注：一是左关脉滑大,一是腰痛能弯下但不能站直。左关应肝,而"腰痛不可以仰",正是厥阴腰痛征象。判断此病在足厥阴经,从而调治,获得显效。

厥阴腰痛并不多见,也没有闪挫扭伤等经历,经询问病因,原来是冬日在室外劳作时,因热敞开衣襟,令寒邪直入小腹。年纪渐长,腰腹本有痼疾,前后牵引而令腰痛。寒邪收引于前,故弯腰自如而直立困难。病邪在前,故从后方腰背局部调治周效。临床上经筋病所致的各种痛证极为常见,以常法治疗多可取得不错疗效。但长时间单一治疗思路,容易令思想蒙尘,久而惰性滋生,以至于只会"以痛为腧",应变换治疗思路。

（徐勤芳 整理）

（八）王某,男,68岁。

初诊（２０１９年１月21日）：少年从军,长途跋涉,餐风露宿,习以为常。年过四旬常有腰痛。因腰痛经我院拍片检查,诊为L2～L5腰椎骨质增生。今冬遇寒腰痛又发,腰脊疼痛,两腿酸软,内侧发凉,心悸气短,纳食亦差。现已卧床月余,身体翻动均需人助,每因翻动时心悸汗出,倍感痛苦,曾经药物、针灸、按摩等治疗月余效果不显。查：容颜憔悴,面色黯黑,形寒畏冷,舌淡苔白,脉沉细。

西医诊断：腰椎退行性变。

中医诊断：腰痛（肝肾亏虚型）。

治则：温补肾阳,疏肝活络。

针灸方法：针取肾俞、复溜,用烧山火手法,留针15 min,

每 5 min 行震颤手法一次，并在肾俞穴拔火罐，留针 5 min。

二诊（1月23日）：取精宫、左蠡沟、右曲泉。烧山火手法，留针 15 min，出针后在肝俞、肾俞二穴拔火罐，留罐 5 min。治后当晚腰痛减轻，双腿酸软亦有所减。次日即能坐起，并可下床小便。

三诊（1月25日）：取肾俞、左交信、右阴陵泉。手法、行针、留针时间同上。拔火罐取命门、腰阳关，留罐 5 min。腰痛腿软、心悸汗出皆轻，已能出入户外。

四诊（1月27日）：取中脘、天枢、左足三里、右三阴交。行烧山火手法，留针 15 min，中间行震颤手法一次。中脘、天枢二穴兼拔火罐，留罐 5 min。治后腰痛腿软、心悸汗出大有减轻，纳食亦增，精神见佳，于今日乘车来诊。查面黄有华，舌淡苔白，脉象和缓。

半月后来院告知，腰痛腿软已获痊愈。半年随访未复发，至今健康如常人。

按语：患者少年从军，长途跋涉，餐风露宿，寒风内侵易有此疾。况且已年近古稀，罹此重症腰痛，证见面色黯黑、腰脊疼痛、两腿酸软、内侧发凉、心悸汗出等症。究其根源，主因是久受寒湿之邪，肾脏受损，肾气虚，肾阳不足之故。次因是寒湿内侵，肝木受损，木失条达，脉络受阻、筋失其养所致病。鉴于患者上诉诸证，乃属肾阳虚兼见肝郁之兆。故治首以温补肾阳，辅以疏肝活络。初取双肾俞施温补手法，既解腰部寒凉疼痛之苦而治其标，又能助肾阳之生化而治其本；配肾经复溜，施以补法以止汗助其经气旺盛，减少肾阳的耗损；复溜属金，是肾经母穴，"虚则补其母"，更能有助于肾阳之化生。

二诊取肝经之合穴曲泉，此穴为肝经合水穴，是肝经之母穴，配肝经络穴蠡沟，施以补法既济肝木之不足以健筋骨，又助肝气由里达表,使肝木条达,利于活络:兼取腰部精宫穴补之,以济肝肾之不足。四诊鉴于腰痛缓解,诸症减轻,故取刺中脘。胃为后天之本,中脘为胃的募穴,又系腑会,针此既济胃气,又和六腑,佐以足三里、脾经三阴交二穴,以收助脾胃健运而化湿、调理三阴经之功;再配以胃经天枢穴,天枢又是大肠经的募穴,针之更有助于胃肠化纳之功;况天枢穴又与背部肾俞穴相对,刺此穴亦属《灵枢》"偶刺"之法,故刺天枢可兼收益肾阳之效。

(潘 恩 整理)

<h1 style="text-align:center">三十九、膝　痹</h1>

（一）孟某，男，67岁。

初诊（２０１９年9月16日）：两膝关节感觉疼痛，肿胀，平地上行走时疼痛难忍，行走不利，并在气候变化时加重，两腿及膝部发冷发麻，肌肉轻度萎缩，多次治疗无效。

查体：患部无红肿，偶尔听到两膝关节摩擦音，双膝内翻畸形，屈伸膝关节部分受限，膝腱反射减弱。舌苔薄白，脉象沉迟，疼痛部位正当在足阳明胃经膝部和足太阳膀胱经腘窝处。

西医诊断：膝关节炎。

中医诊断：膝痹（寒痹型）。

治则：疏通经络，调和气血。

针刺方法：针刺手阳明大肠经对应点（双）、手太阳小肠经对应点（双），用烧山火手法捻转片刻。患部感到发热，随即两膝关节亦发热，间歇捻转20 min，患者感到周身发热，患膝有轻微的感觉，能伸展1寸余，又持续捻转10 min，起针后双侧患膝能伸展2寸多。

二诊（２０１９年9月18日）：患者病情显著好转，脉舌同前，但仍感到膝弯部有点不得力。针点同前，加手少阴心经对应点，捻转3～5 min后，针处及患部均发热，留针30 min，起针后患膝又伸展2寸多。

三诊（２０１９年9月20日）：连诊2次后患膝能伸

展 4 寸多,并能站起来,但迈步无力。舌苔、脉象同前。针点同前,留针 30 min。

四诊（２０１９年９月22日）：9 月 20 日诊后能扶墙走几步。针点同前。治疗 9 次后能携杖走路,共诊 15 次而痊愈。

按语:"对应点针刺疗法"主要是以中医学脏腑、经络学说为原则,根据中医学的理论"不通则痛,痛则不通"的观点而拟定。所谓"不通"就是风邪侵犯于脏腑经络后,当时不能排除出去,形成了"不通"而影响人体上下左右的平衡。从人体来看,经络系统分布于手足,三阴三阳经络是左右对称分布的,奇经八脉的任督二脉是前后相对称而分布的。故风邪侵犯经络后,致使脏腑经络"不通"而引起疼痛,通过针刺患部交叉对应点,起到自身调节、自身修复、促成新的平衡的作用,从而达到止痛治病的目的。

此法找点规律是右上肢对左下肢,右下肢对左上肢,阴经对阴经,阳经对阳经,内侧对内侧,外侧对外侧,前面对前面,后面对后面,腹部对背部。

找点法:通过临床实践证明,必须根据患部位置来决定针刺点,首先肯定要在同名经上下左右交叉对应象形取点、前后对应象形取点。如左肘关节手阳明大肠经循行线痛,针右膝足阳明胃经线上的象形对应点;右足外踝处足太阳膀胱经循行线痛,针左手腕外侧手太阳小肠经上的象形对应点;左足拇趾足太阴脾经循行线上痛,针右手拇指手太阴肺经循行线上的象形对应点;左髋足少阳胆经循行线痛,针右肩手少阳三焦经线上的象形对应点;腰痛在背部督脉线上,针腹部任脉对应点,其余以此类推。

（潘 恩 整理）

（二）张某,女,69岁。

主诉：双膝关节疼痛 2 年,加重伴腰痛 1 周。

现病史：患者常年田间劳作后出现双膝关节肿痛,每遇冷及劳作后加重,夜间疼痛明显,刺痛为主。曾予封闭针治疗数次。病情时有反复,近一周田地劳作后膝关节疼痛加重,屈伸不利,局部肿痛,行走困难,伴腰骶部酸痛不适,入夜为甚。否认外伤跌倒,无间歇性跛行。

查体：腰椎生理曲度存在,腰部功能活动轻度受限,L3/L4、L4/L5、L5/S1 棘间及两旁压痛(+)、叩击痛(+),直腿抬高试验右(-)、左(-)、加强试验右(-),压颈试验(-),仰卧挺腹试验(+),"4"字试验(-),右膝关节周围压痛(+),浮髌试验(±),双膝腱反射(++),双跟腱反射(++)。舌暗,苔薄腻,脉沉涩。外院腰椎 MR 示：①L2～L5 椎体骨质增生;②L3/L4、L4/L5、L5/S1 椎间盘突出。右膝关节 MRI 示：膝退行性骨关节炎伴关节腔积液。

西医诊断：①腰椎间盘突出症。②双膝骨性关节炎。

中医诊断：腰腿痛(气滞血瘀夹湿)。

治则：活血化瘀,祛湿通络止痛。

针刺方法：患者俯卧取穴肾俞、大肠俞、关元俞、膀胱俞、次髎、秩边、环跳、委中、绝骨;患者仰卧位取穴内外膝眼、髌骨下、鹤膝、梁丘、血海、阳陵泉、阴陵泉、足三里等。其中,环跳、内外膝眼用 4 寸长针针刺,以局部有酸胀感或向下肢放射为主。留针 30 min,一周 3 次。经治疗 7 次后,患者病情明显减轻。

按语：腰突症急性期表现腰腿痛剧烈,活动受限明显,不能站立、行走,肌肉痉挛。缓解期表现腰腿疼痛缓解,活动好转,但仍有痹痛,不耐劳。康复期腰腿病症基本消失,但有腰腿乏力,不能长时站立、行走。主要穴位采用腰椎夹脊穴、膀胱经穴和下肢坐骨神经沿线穴位,可辅助电脉冲治疗。急性期以 1 次/d,以泻法为主;缓解期及康复期可隔日一次,以补法泻法相互结合,配合患者证型辨证取穴。同时,做好缓解期及康复期的宣教:①减轻腰部负荷,避免过度劳累,尽量不要弯腰提重物,如捡拾地上的物品宜双腿下蹲腰部挺直,动作要缓。②加强腰背肌功能锻炼,要注意持之以恒。③建立良好的生活方式,生活有规律,多卧床休息,注意保暖。④腰椎间盘突出症及老年性膝骨关节炎病程长,恢复慢,患者应保持愉快的心情,用积极乐观的人生态度对待疾病。

(付松松 整理)

(三)张某某,女,71 岁。

初诊:患者因"双膝肿痛伴下肢胀痛 2 个月余"就诊,患者 6 年前有双下肢撞伤后骨折手术史。长期久站久行后出现双下膝肿痛,伴下肢胀痛不适,入夜疼痛加剧,活动后稍减轻。睡眠较差,情绪欠佳。曾于浦东中心医院就诊,双膝 X 线片示膝骨关节炎退行性变,予针灸理疗数十次,效果欠佳。现右膝内侧肿痛,痛处固定,小腿后侧晨起酸胀,活动后稍减,严重时睡眠欠佳,手足欠温,因疼痛不适情绪较差,要求中医针灸治疗。

查体:右膝关节在位,活动度尚可,膝关节内侧红肿热痛(++),内膝眼压痛(±);外膝眼压痛(±);研磨试验(±);抽屉试验(-);浮髌试验(-)。患者神色凝重,略胖,语声清晰,气息急。舌暗红,苔薄,脉弦涩。

西医诊断:膝关节痛。

中医诊断:膝痹(肝郁血虚)。

治则:疏肝解郁,通络止痛。

针刺方法:取穴以阿是穴、内外膝眼、阳陵泉、足三里、血海、梁丘等局部穴位为主。右膝内侧阿是穴芒针围刺,以患者出现强烈酸胀痛感为主。电针阿是穴、内外膝眼,留针 20 min。俯卧位取穴肾俞、气海俞、膀胱俞,右侧秩边、环跳、委中、合阳、承山、绝谷、昆仑,留针 30 min,拔火罐 5 min。

经治疗 3 次后,患者胀痛明显减轻,夜间无疼痛发作,睡眠渐渐改善。继续针灸 10 次,症状基本消失,走路无疼痛,夜间病情平稳。随后以四逆散 + 黄芪当归补血汤善后,随访病情平稳。

按语:随着社会老龄化的加速,老年性膝骨关节病成为目前医学关注的一个研究热点。本病主要因老年人膝关节软骨、韧带等退行性变导致关节失稳,因此致软骨及骨质等被破坏,是一个由"筋痹"到"骨痹"的质变病理变化。因此,西医研究多从关节损伤的病理变化、关节软骨的再生以及消除炎症等方面入手。常用的治疗方法有手术治疗、药物治疗、局部注射等。

中医学认为,本病属中医痹证、骨痹范畴。病名最早出自孙思邈的《备急千金要方》,病因为感受风寒湿热之邪,闭阻经络,气血不畅,引起患处关节疼痛、酸楚、肿胀、重着及活动不利。病机以肝肾亏虚为本,经络闭阻、气血失畅为标。包括针灸在内的中医外治法,如推拿、烫疗、针刀、耳穴、物理疗法等,具有疗效独特、见效迅速等特点,且副作用小、费用低廉、治疗简便、易于推广,深受广大患者的青睐。

(付松松 整理)

(四)陶某,女,60 岁。

初诊:患者 1 年前无明显诱因下出现右膝部酸痛,活动不受限,不耐久行,爬楼梯时疼痛加重,皮肤无明显红肿,无外伤史,查右膝关节平片:右膝关节未见明显错位性骨折征象。患者舌暗红,苔薄白,脉弦。

西医诊断：右膝关节退行性变。

中医诊断：膝痹(气滞血瘀)。

治则：活血化瘀，通络止痛。

针灸方法：小针刀治疗。患者取仰卧位，右膝关节周围找敏感压痛点 8 个并做标记，常规消毒后，取 0.2% 利多卡因 10 ml，每个进针点内进行局部麻醉，术者戴无菌手套，运用针刀刺入标记点，对准标记部位做纵向切割 1～2 次，进行松解，解除局部组织粘连。术毕取碘伏消毒后纱布覆盖。术后无出血，无血肿，无其他不适。嘱患者 72 h 内局部忌水，避免负重、远距离行走，低枕平卧休息。

一周后复诊，患者疼痛减轻。

按语：根据患者症状及舌苔脉象，考虑膝痹气滞血瘀证，治疗以活血化瘀、通络止痛，同时嘱患者在无负重下锻炼膝关节，减少走路、爬楼梯、爬山等活动。临床上膝关节退行性变是跟年龄相关的疾病，一般疼痛发作与季节相关。夏天会好一点，冬天会加重，劳累后加重等，严重的情况是活动受限，关节畸形。西医对严重的膝关节退行性变建议手术治疗，但一般临床患有严重的膝关节退行性变多是老年人，很多患者身体情况不允许手术治疗，通常我们会选择保守治疗。小针刀作为临床治疗膝关节退行性变的常用方法之一，小针刀可松解膝关节周围软组织粘连，疏通局部气血，缓解疼痛，临床疗效显著。

(陈 波 整理)

四十、足 跟 痹

叶某,男,46 岁。

初诊:患者左足跟酸痛 9 d 来诊,活动不受限,无皮肤红肿,无发热,否认外伤、扭伤史。查左足跟平片:足跟骨未见明显异常。舌暗红,苔薄白,脉弦。

西医诊断:跟痛症。

中医诊断:足跟痹(气滞血瘀)。

治则:活血通络止痛。

针灸方法:小针刀治疗。操作方法:患者取仰卧位,左足跟部找敏感压痛点 6 个,并做标记,常规消毒后,取 0.2% 利多卡因 10 ml,每个进针点内进行局部麻醉,术者戴无菌手套,运用针刀刺入标记点,对准标记部位做纵向切割 1～2 次,进行松解,解除局部组织粘连,术毕取碘伏消毒后纱布覆盖。术后无出血,无血肿,无其他不适。嘱患者 72 h 内局部忌水,避免负重、远距离行走,低枕平卧休息。

按语:据临床症状及舌苔脉象,患者为足跟痹气滞血瘀证。西医认为经常站立或行走,跟下滑囊或皮下脂肪垫受外力刺激发生损伤性炎症引起疼痛;中医认为劳伤机体,复感风寒湿邪,气血经脉不通,不通则痛。小针刀是临床治疗跟痛症常见方法,通过释放足底筋膜压力,松解足底软组织而缓解疼痛,治疗期间嘱患者减少负重行走,一般治疗后症状会明显缓解。

(陈 波 整理)

四十一、 肩颈经筋病

马某,男,52岁。

初诊:患者诉肩痛3月余,服药、贴膏药效果不理想。查体:左肩上举略受限,后伸受限明显。触诊手阳明经肩髃穴以下有少许压痛,未及明显结节条索;颈部两侧可触及硬结;肩井处筋肉僵硬明显,左侧尤甚。双手脉象调和。

西医诊断:颈肩综合征。

中医诊断:肩颈经筋病(气滞血瘀)。

治则:活血化瘀,通络止痛。

针刺方法:此病辨经在阳明、少阳,属肩周炎合并颈椎病,故第一次仅在肩部施治,疗效不佳。

第二次治疗时先在颈项部行快针点刺;复于左肩井部探寻硬结,并在左肩髃穴留针约10 min;起针后,复刺右手合谷、二间,嘱向后背伸左肩,活动约20 min。起针后,疼痛尽失,活动如常。

按语:这是一例典型的肩颈经筋病案。首先察脉象,此例患者两脉调和,说明体内气机未出现明显异常,可专门针对局部经筋施治。继而诊察患病局部,从两处下手:一审其运动障碍,评价其大体经脉病位;二按其疼痛部位,确定病变经脉及具体病位所在。筋病导致的活动受限,在判断病位时,有一条基本原则:向哪个方向活动受限,往往表示相反方向的经筋有问题。

如此案中,手臂向后伸受限明显,主要考虑前方手阳明经筋有异。道理不难理解,经筋病后,身体出于对局部筋肉的保护,会收紧进而挛缩。上述反向运动,则刚好要求挛缩的筋肉伸展,自然不便。

此例患者主诉为肩周炎,但在肩周局部按察,虽有压痛并不严重,未触及其他明显硬结,说明局部问题并不严重。既然问题不重,患者又在积极治疗,但仍未愈,就需要考虑除此之外是否还有其他原因。查体患者颈项部硬结明显,从按诊结果看,其颈椎病的程度甚于肩周炎。再从出现硬结的具体部位看,以阳明、少阳二经为主,至此诊断已明。

凡经筋病,选择治疗部位注重以痛为腧,故在颈项肩臂部硬结明显处快针浅刺,以激发正气;再于硬结处留针,以助滞气疏散。经筋病所患,一在痛,二在动,且常表现为运动时疼痛。治疗在疏散局部气血的同时,可反其道而行之,令患者在针刺状态下活动患处。感应发生有两个前提:一是固有频率相似,二是要动,所谓的"动",是指出现一些特殊情况时的异常变动。当身体某部发生异常,无论气滞、寒凝、热炽、痰湿,气在局部的运行失常,即发为"动"。这种"动"会在周身与其相应的部位引起感应,属因病而生的动。施行针刺治疗时,针刺局部犹如外敌入侵,局部气血被大规模调动以祛邪,同样表现为"动"。这种"动"同样会在身体相应部位引发感应,是从治中来的"动"。前者成为诊察的基础,后者则是治疗的凭据。如果身体发生急性损伤,如腰扭伤、外踝扭伤,身体骤经此变,局部气血大动。此时局部无须再行针刺,仅在远端相应部位治疗,二者间即可以发生明显的相互感应。如果损伤之初未经恰当治疗,久而久之,迁延成慢性损伤时,局部气血难再大动。此时若希望通过感应效应促进局部修复,有两个方法可以考虑:一是在局部与远端同时针刺,通过治的方式令其"动";一是在远端针刺的同时,令患者自行活动患处。两处同时激发,直求感应;后者表面看来,只是躯体的简单活动,实则不然。其背后的过程是:运动中,既往存在的旧伤会被掀起,如同往伤口上撒盐;某种意义上,可以理解为对陈旧损伤过程的一种模拟。也正是这种损伤再现的情形,令此处沉睡的正气重新被激发,在远端遥相呼应的配合下,展开修复。

对此治法,针灸界有多种表述形式,如运动针法、动气针法、互动针法等,所指内容基本一致,且皆以"动"为名。对经筋病,无论急性扭伤,还是慢性劳损的治疗,不失为一种有效的方法。撷其要领:局部疏解,循经求纬在远端对应处针刺,令其动。

该患者平素体力劳动为主,与长时间伏案工作者相比,其对精神气血的损耗相对较少。从脉象看,初始即六脉调和,是气无大病象。之所以疼痛迁延日久,是因为主要精力都放在肩局部,而颈椎病的"结"没有被发现解开。此结一解,气血得周,痛即大减。

(朱 轶 整理)

四十二、落 枕

江某,女,30岁。

初诊:患者于2个月前头枕湿地之后,即觉项部酸痛。现沉胀,活动不便,尤当头向前俯时更甚,痛时连及肩胛不适。查:颈项强直,不能转动,在斜方肌及胸锁乳突肌处压痛比较明显,苔薄白,脉浮紧。此属风寒之邪阻遏太阳与阳明经筋。

西医诊断:颈椎病。

中医诊断:落枕(风寒阻络型)。

治则:祛风散寒,通经活络。

针灸方法:双侧液门透中渚穴,行针三度,头项疼痛已减,左右活动亦无妨碍。惟头前俯时仍痛。乃加刺人中,行针30 s,此症消失,以后则减人中,只针前穴,施以前法,隔日一次。

治疗5次,基本治愈。

按语:针刺液门透中渚治疗项痛,针可以由液门沿4、5掌骨之间刺入1～1.2寸,得气后嘱患者仿气功之缓慢匀调的腹式呼吸或随其自然呼吸,将针左右捻转(即行针),同时令患者左右前后活动头项,与针之捻转相配合。每次捻转时间以1 min为一次,间隔3～5 min,再施一次,一般3～5次即可。前俯或后仰痛甚者:加刺人中或承浆。左右回顾痛甚者:加刺同侧或双侧风池。当捻转时,如有气至痛处,立效。

本症是由多种原因所引起之项部疼痛,包括落枕,扭伤、风湿、颈脊神经痛等。自觉项部疼痛，或项痛掣及肩上或肩背，头项左右回顾困难，前俯后仰不便，局部肌肉紧张或轻度挛缩，或有触痛，按经络辨证，多属少阳；兼见前俯或后仰困难者，系督脉受累。液门为手少阳之荥穴，中渚为腧穴，施以透刺有疏利少阳三焦之效；人中穴为手足阳明、督脉之会，可以泻督脉；承浆位于唇下凹陷之中，可理任脉之气；风池位于项后枕骨之下大筋之外陷中，为手足少阳经之会，有疏风、散邪、镇静止痛的作用。从中医学"不通则痛，通则不痛"以及"欲以微针，通其经脉，调其血气"之说，可以看出，针刺有通经络、调气血止痛的作用无疑。

（潘　恩　整理）

四十三、颞颌关节炎

周某某,女,36 岁。

初诊:患者因"左侧颞颌关节疼痛伴活动欠利 1 个月"就诊。1 个月前曾有咬硬物史,自觉左侧耳前及牙齿错位疼痛,张口明显,刷牙困难,曾于五官科医院就诊,无口腔病患,至九院颞颌外科行颞颌关节 MRI 未见明显异常后未予治疗。现患者张口乏力,颞颌部酸胀不适,进食受限,遇寒加重,得温减轻。无头晕头痛,无耳后耳内胀痛,近期否认发热。要求针灸治疗。查体:右侧颞颌关节在位,活动一般,张口略受限,局部压痛(++)。局部皮温不高。耳后压痛(-)。无龋齿。舌淡红,苔薄,脉沉。

西医诊断:颞颌关节紊乱。

中医诊断:痛痹(风寒侵袭证)。

治则:祛风散寒,通络除痹。

针刺方法:取穴下关、颧髎、听宫、颊车、翳风、风池、外关、合谷。平补平泻,留针 30 min。

"面口合谷收",局部穴位疏通头面部经血,风池、翳风疏散风寒,共奏祛风散寒、通络除痹之功。

经治疗一次,患者自觉张口幅度增加,局部酸胀感减轻,继续针灸 5 次,病情基本消失。辅以甲钴胺营养神经。头面部避风寒,勿咬生硬物,避免张口大笑等。

按语：颞颌关节炎，又称颞颌关节功能紊乱综合征，西医认为本病发病原因尚不明确，一般认为本病的发生多与精神心理因素、创伤因素、咬殆运动、不良的咀嚼习惯、自身免疫因素及其他因素密切相关，主要表现为颞颌关节局部酸胀或疼痛、关节弹响以及下颌运动障碍等。西医无有效治疗方法。中医文献记载如《素问·刺热论篇》："脾热病者，先头重、颊痛。"《针灸甲乙经·卷十二》："颊肿……颊车痛、齿不可以嚼，颊车主之。"该病属"痹证""伤筋"等范畴。中医治疗本病方式越来越多，如针刺、揿针、温针灸、浮针、超微针刀疗法及多种治疗方法联合使用等，临床疗效显著。

（付松松　整理）

四十四、肩　周　炎

（一）陈某，男，52 岁。

初诊：右肩痛已一年。2018 年 8 月，因在工厂过度用力工作后，右肩疼痛不已，每于夜静时剧痛，常觉颈肩不适，经多方医治未见好转而来诊。查右肩胛冈上部有明显压痛点，肩部外展、后伸动作均受限制，右肩外展约 80°则痛，不能上举摸及头部，2019 年 8 月 16 日经本院 X 线片检查，颈椎、右肩未见明显病变，舌质淡红，舌苔白，脉略弦。

西医诊断：肩周炎。

中医诊断：肩凝症（气滞血瘀型）。

治则：通络逐痹，调畅气血。

针灸方法：取右肩阿是穴处 3 个阳性点、C5～L2 夹脊穴处 2 个阳性点。用较强刺激手法，挑刺上述穴、点，反复牵拉旋动，每隔 1 d 进行挑刺 1 次，经针挑治疗 3 次后，肩痛已显著减退，肩臂功能活动亦大有进步，针挑治疗 5 次后症状已基本控制。

停针 1 个月后随访，患者自述从 8 月 16 日至 8 月 26 日，经针挑治疗共 6 次之后，右肩痛已消失，肩臂功能活动已恢复正常。

按语：本病属经络固痹的痛痹疾患，取局部穴用较强的手法挑刺，牵住皮下白色纤维组织，反复进行牵拉，以触及所在部

位的经络,挑完之后还留有创口,创口存在着组织再生过程,在
这一段时间里,留有一定的刺激作用,俾其有利于达成较持久的
有效刺激量,这就可能具有类似针刺加艾炷灸综合治疗的作用。

(潘 恩 整理)

(二)吴某,男,62 岁。

初诊(２０１９年10月26日):左侧肩臂疼痛二月余。
2 个月前开始发生左肩臂疼痛,经治疗未愈,昨日受凉而加重,
肩关节功能活动受限,外展及抬举不便,甚则牵扯左项及背疼
痛,其余正常。此属风寒之邪凝滞于手三阳之经脉,致使经筋受
邪,活动功能受限所致。

西医诊断:肩周炎。

中医诊断:肩凝症(风寒凝滞型)。治则:祛风散寒,舒筋
活络止痛。

针灸方法:取风池、肩三针、肩井(左侧针刺留针)、天宗
(右侧火罐)。

二诊(10月29日):经上法治疗后,症状有所减轻,针灸
方法:同上,加针左侧少海。

三诊(11月26日):治疗 10 次后,左肩臂及项疼痛完全
消失,肩关节活动自如,外展抬举已不受限,为巩固疗效嘱其再
针治 1 个疗程。

按语:此例肩周炎之病因为外感风寒之邪,病位较广,累
及手三阳经筋,所以治疗时除祛风散寒外,尚需疏通手三阳之筋
脉。方中之风池、肩井疏散风寒,肩三针可疏利关节,散三阳经
之寒邪,诸穴配合使风寒祛、经脉通而疼痛消失,经筋疏利则活
动自如。

(潘 恩 整理)

（三）**黄某,女,67岁。**

初诊（２０１９年６月２日）：左肩部疼痛,活动受限
13 d。10 d 前患者开始身微发热,继感左肩疼痛,尤以肩胛冈至
锁骨肩峰端为甚,痛时向臂部外缘放射至肘关节,夜间常因疼痛
而醒,晨起稍活动及用手揉搓局部后疼痛减轻,右手不能抬举梳
头,伴见乏力头晕,心慌心跳,纳呆。查：左上肢外展抬举 80°时
痛加剧,在肩髃穴处压痛明显,脉浮缓,舌质淡红,苔薄白。

西医诊断：肩周炎。

中医诊断：肩凝症(风寒凝滞型)。

治则：调气血,祛风寒,疏经活络。

针灸方法：取天宗(针后加灸)、肩髃、曲池、臑会(左留
针)。隔日一次。

二诊（６月４日）：针刺上穴后,诸症大减,夜寐已无痛
醒现象。针灸方法同上。

三诊（６月６日）：经治 5 次后,疼痛基本消失,头晕乏
力减轻,无心慌心跳,睡眠食欲正常,左上肢活动自如。

四诊（６月11日）：患者自觉好转而自行停止治疗。

按语：此例肩凝症由于外感风寒所致,其外邪凝滞于手阳
明与手太阳经脉,恶寒发热为太阳表证,察其疼痛最甚之处为手
太阳小肠经及阳明经脉所分布,由于患者年高体弱,取少阳经之
臑会在于疏经活络,因其为经脉所集结处,诸穴合用,使表解风
寒散、经脉气血通畅而诸证消失。

（潘 恩 整理）

（四）**张某,男,45岁。**

初诊：右肩关节疼痛已十余年,时作时止,阴天则症状加
剧,经中西医治疗症状未愈。现仍抬举困难,活动不便,肩部发

凉,肘关节亦有时作痛不适,食纳可,二便调,眠安。查:舌质红,苔薄白,脉象沉弦略数。证系素日体虚,又外感风寒湿之邪,侵入经络之中,阻滞气血运行不畅,导致不通则痛而致上症。

西医诊断:肩周炎。

中医诊断:肩凝症(气血不足型)。

治则:补益气血,祛风散寒,通经活络。

针灸方法:取膏肓横刺,用补法,肩关节局部火针(阿是穴)刺痛点。针后疼痛明显好转。

按语:患者主要卫气虚,卫外不固,复感风寒湿邪,阻滞气血经络不通而导致的一种疾患。故治应鼓舞正气,以散风寒湿邪,佐以通经活络之法。经验证明,条口穴加火针点刺(阿是穴)以及横刺膏肓为治愈此病的特效穴,临床一般都能收到预期的效果。我们认为本证患者不宜进行强烈的活动,否则会引起症状加重,有些晚期粘连较重的病例可配合轻度按摩,往往可加速治愈。

(潘　恩　整理)

（五）陈某,男,55岁。

初诊:2018年冬天无诱因下出现右肩部疼痛,夜间明显,初期程度轻,未引起足够重视,后逐渐加重,影响睡眠,且无缓解迹象。3个月内寻医问药,间断针灸、服药或自行外敷膏药等治疗,疼痛缓解不明显。2019年4月10日来我处就诊,此时右肩关节仍疼痛如前,另抬举受限,苦不堪言,就诊时身上还留有他处治疗留下的罐印。经仔细查体,了解前医治疗大概,为求速效以恢复患者的治疗信心,遂另辟蹊径。

西医诊断:肩周炎。

中医诊断:肩痹(寒凝血瘀证)。

治则：温经通络，活血化瘀。

针灸方法：采用右病左治取穴法，并留针时配合右肩运动及手法治疗半小时。

治疗前安慰患者，建议先尝试一周治疗 2 次，若疗效不显，另请高明。每次依据患者疼痛情况选取对应穴位。

第 1 次治疗：留针时患者活动右肩即感觉到右肩宽松，疼痛减轻，当夜睡眠尚安稳，无疼痛引起的彻夜难眠现象。指导开肩动作回家自行勤练。

第 2 次治疗：右肩关节活动度明显好转，鉴于疼痛缓解，遂继续手法配合关节松解术治疗 5 次，治愈。

按语：《素问·阴阳应象大论篇》说"年四十，而阴气自半也"，就是说我们正常到 40 岁，阳气逐渐衰退，肝肾渐亏，筋失所养，阳气不能温煦体表，邪气乘虚而入，在 50 岁左右此病出现概率较大，俗称"五十肩""冻凝肩"。

中医认为此病其根本在阳明经，因为"男子，五八，肾气衰""女子，五七，阳明脉衰"，阳明经乃多气多血之经，为人体后天之根本，也是肩周炎的发病基础。因此，建议男子到了 40 岁，女子到了 35 岁，就要注重养生。

此病属常见多发病，诊断不难，治疗久未见效，一则由于患者发病后未引起足够重视，就医治疗三天打鱼两天晒网，以致出现关节粘连，影响关节活动，给单纯的针刺治疗带来了难度。二则医者习惯性选择局部穴位针刺、拔罐治疗，一味疏通经络，而未对关节粘连采取必要的运动、手法等治疗，故虽数次治疗，未见显效，从而患者丧失信心，产生放弃治疗的想法。

肩周炎是一种自限性疾病，大多数患者未经治疗也会自行康复。这是由于发病后保养得当，气血恢复充足。但少部分人感邪较重，或自身气血不足，以致病情加重，出现关节粘连现象。

此外,医者治疗是为了缓解患者病痛,应多跟踪疗效。

针刺止痛是有立竿见影的效果,这是有目共睹的,如果3~5次治疗仍未见效,那就需重新思考,寻找原因,调整方案,选择合适的方法很重要。关节对应取穴联合运动针法是常见的一种治法,针刺少,疗效可以及时得到反馈。

医者父母心,有疗效才能缓解患者疾苦,医者应把追求疗效作为治疗的目标。

(苏 齐 整理)

(六)潘某,女,61岁。

初诊: 2个月前无明显诱因下出现右侧肩背部疼痛不适,活动受限,遇阴雨天气时疼痛加重,影响穿衣等日常生活,查右肩关节平片:右肩关节轻度退行性变;舌淡,苔薄白,脉弦紧。

西医诊断: 右肩周炎。

中医诊断: 漏肩风(风寒阻络)。

治则: 祛寒通络止痛。

针灸方法: 小针刀联合红外线治疗。患者取坐位,右肩背部找敏感压痛点6个,并做标记,常规消毒后,取0.2%利多卡因10 ml,每个进针点内进行局部麻醉,术者戴无菌手套,运用针刀刺入标记点,对准标记部位纵向切割1~2次,进行松解,解除局部组织粘连。术毕取碘伏消毒后纱布覆盖,术后无出血,无血肿,无其他不适。嘱患者72 h内局部忌水,避免负重、远距离行走,低枕平卧休息。

一周后复诊,取红外线理疗灯照射30 min/次,1次/d,连续2周。患者疼痛减轻,活动受限改善。

按语: 根据患者临床症状及舌苔脉象,考虑漏肩风风寒阻络证,漏肩风(肩周炎)是以肩关节疼痛、活动受限为主的病症,肩关节及周围软组织的退行性、无菌性炎症改变,发病缓慢,多数无外伤史,多有受风着凉史;病程越长,疼痛受限症状越严重,临床上小针刀治疗肩周炎有较好疗效,可缓解肩关节组织粘连,通络止痛,加之红外线治疗,可温通经络,散寒止痛。

(陈 波 整理)

(七)邬某,女,49岁。

初诊:患者述1年前无明显诱因下出现左侧肩部疼痛不适,活动受限,影响穿衣等日常生活,皮肤无红肿,无发热;查肩关节平片:骨质未见明显异常,舌暗红,苔薄白,脉弦。

西医诊断:左肩关节周围炎。

中医诊断:漏肩风(气滞血瘀)。

治则:活血化瘀,通络止痛。

针灸方法:小针刀结合推拿手法治疗。患者取坐位,左肩背部找敏感压痛点8个并做标记。常规消毒后,取0.2%利多卡因10 ml,每个进针点内进行局部麻醉,术者戴无菌手套,运用针刀刺入标记点,对准标记部位做纵向切割2次,进行松解,解除局部组织粘连。术毕取碘伏消毒后纱布覆盖。术后无出血,无血肿,无其他不适。嘱患者72 h内局部忌水,避免负重、远距离行走,低枕平卧休息。治疗后患者疼痛缓解,活动受限改善,可以进行日常生活,一周后复诊时再结合相关推拿手法治疗2周。

按语:根据患者症状及舌苔脉象,证属漏肩风气滞血瘀证,治疗以活血通络止痛为主,中医认为本病多因年老体虚,气血虚损,筋脉失养,气血不通,经脉拘急所致。患者临床主要以肩部疼痛,活动受限为主,故治疗以缓解疼痛、改善活动为主,临床上小针刀在治疗难愈性肩周炎有一定优势,病程较长的肩周炎患者肩关节周围组织粘连严重,活动严重受限,小针刀可有效松解肩关节周围组织粘连,改善关节活动度,缓解疼痛后再结合推拿手法治疗,可帮助患者恢复肩关节活动度,解除肌肉紧张。

（陈　波　整理）

（八）常某,男,48 岁。

现病史:诉肩痛半年余,曾有外伤史。现感右肩部酸痛,活动不利,肩部疼痛以夜间刺痛为主,白天活动时也会有疼痛,查体:右肩部外形略肿,右肩前压痛明显,右肩部上举后伸受限,舌有瘀斑,苔白,脉弦。否认其他疾病史,无药敏史。

西医诊断:肩关节周围炎。

中医诊断:肩痹(瘀滞型)。

治法:活血祛瘀,舒筋通络。

针灸方法:取肩痛穴针刺,令患者活动肩部,然后取肩部的阿是穴围刺。

治疗 5 次肩关节基本功能恢复,疼痛消失。

按语:阿是穴源出《备急千金要方》:"有阿是之法,言人有病痛即令捏其上,若果当其处,不问孔穴,即得便快成(或)痛处,即云阿是。灸刺皆验,故曰阿是穴也。"原文是说患者自己或医者在病症处及附近按压探寻,病痛缓解或感觉明显之处即是"阿是穴",或可恰为腧穴处,刺灸之效验显著。从其方法可知,"阿是穴"实为病痛局部体表反应点。从其经验可知,这种反应点是刺灸治疗的敏感点(有效点)。

随着医学发展,阿是穴的定义也不再局限为最早的"以痛为腧",而是强调了"按之快然"的特异性。阿是穴可在身体部位出现,是一种临时腧穴现象。当疾病发生的时候,人体的某一部分就会发生相应的气血阻滞,造成气血的局部性、临时性聚集,从而出现阿是穴现象。当这种疾病解除时,气血的临时聚集也随之解除,阿是穴现象消失;基于这一理念,阿是穴应当定义为"包括了经穴和奇穴在内的、在机体非常状态下出现的特殊反应点"。临床常以病痛局部或敏感反应点作为针灸治疗部位的腧穴,医者利用阿是穴反映病候的特点用于诊断疾病;阿是穴又是由于病理反射及病变部位的经脉气血不通而致,故分别针灸肩痛穴与肩关节周围的阿是穴,亦即发挥了腧穴的远治和近治协同功效,通经络,行气血,最终达到治疗肩周炎的目的。

《灵枢·终始》:"病在上者下取之。"手足少阳经经气上下相接、远近结合取穴,在近端取病变部位附近的阿是穴进行围刺治疗,加强了腧穴近端效应;在远端通过针刺肩痛穴,发挥远道取穴的作用,从而产生近端刺激和远端刺激的叠加效应,充分发挥出"1+1>2"的效果。

(张　欢　整理)

四十五、腱 鞘 炎

张某,男,66岁。

初诊:患者述无明显诱因下出现双手掌指关节处疼痛不适4个月,无红肿,有压痛,活动受限,无发热;查双手平片:双手诸掌骨骨质增生,掌指间关节在位,关节间隙未见明显异常。舌淡,苔薄白,脉弦紧。

西医诊断:狭窄性腱鞘炎。

中医诊断:痛痹(风湿阻络)。

治则:祛风湿,通络止痛。

针灸方法:小针刀结合红外线治疗。操作方法:患者取坐位,双手掌指关节找敏感压痛点12个,并做标记,常规消毒后,取0.2%利多卡因20 ml,每个进针点内进行局部麻醉,术者戴无菌手套,运用针刀刺入标记点,对准标记部位做纵向切割1~2次,进行松解,解除局部组织粘连。术毕取碘伏消毒后纱布覆盖。术后无出血,无血肿,无其他不适。嘱患者72 h内局部忌水,避免负重、远距离行走,低枕平卧休息。3 d后复诊取红外线理疗灯照射患部30 min/次,1次/d,连续2周。

按语:根据患者临床表现及舌苔脉象,患者证属痛痹风湿阻络证,治疗予以祛风湿、通络止痛之法。本病临床多见于妇女或者手指活动过度者,由于操劳日久,损伤筋脉,卫外乏力,风寒湿邪乘虚侵袭,经脉痹阻引起疼痛、屈伸不利;小针刀治疗各类腱鞘炎临床上见效是很快的,很多患者当时治疗完成后,疼痛及活动不利会明显改善,小针刀通过切断狭窄坚硬的腱鞘,加上红外线治疗,温通局部气血,从而达到肌腱顺畅活动的目的。

（陈　波　整理）

四十六、 类风湿腕关节炎

储某某,女,39岁。

患者因"右腕肿痛伴活动欠利3个月"就诊。3个月前无诱因下出现右手腕部僵痛不适,晨僵明显,时间大于半小时,渐至腕关节活动欠利,红肿疼痛,随至医院就诊,查类风湿因子(RF)为64.78,血沉为36,抗核抗体为阳性。IgG水平为17.78,诊断为"类风湿关节炎",曾用泼尼松、来氟米特、甲氨蝶呤等联合控制后,患者出现严重肝功能损伤。因担心药物副作用自行停药,右腕肿痛加重,活动不能,触痛明显,局部红肿。得温则减,遇冷加重。要求中医针灸治疗。

查体:右腕肿胀(++),压痛(++),皮温稍高,活动受限,余指关节正常,腕、肘、肩、髋、膝关节均正常。舌红,苔薄黄腻,脉沉。

西医诊断:类风湿腕关节炎。

中医诊断:尪痹(风寒湿痹证)。

治则:疏散风热,通络止痛。

针刺方法:阿是穴排刺,另取穴合谷、外关、列缺、阳池、阳谷。红外线理疗30 min。起针后,患者自觉疼痛明显减轻,仍有活动疼痛。建议泼尼松、甲氨蝶呤继续服用,病情稳定后,改中药新加黄龙除痹汤祛风除湿,补益肝肾为主。经针灸4次后,患者自觉病情减轻,随访病情稳定,继续予中药调理,嘱3个月后复查 RF。

按语：类风湿关节炎是一种以侵蚀性关节炎为主要表现的全身性自身免疫性疾病，本病以对称性、持续性的双手和腕等小关节受累为主要特征。患者 RF 等指标可呈阳性。该病属临床疑难疾病之一，目前尚无根治方法。

西医多采用有非甾体抗炎药、糖皮质激素、传统的抗风湿药物、靶向合成抗风湿药物等，但副作用明显，患者常常难以坚持。中医将其归于"痹证""尪痹"范畴。《素问·痹论篇》中记载："风寒湿三气杂至，合而为痹也。其风气胜者为行痹，寒气胜者为痛痹，湿气胜者为著痹也……故骨痹不已，复感于邪，内会于肾；筋痹不已，复感于邪，内会于肝；脉痹不已，复感于邪，内会于心；肌痹不已，复感于邪，内舍于脾；皮痹不已，复感于邪，内舍于肺。"中医通过辨证分型采用中药汤剂、针灸等方式治疗"痹证"，利用现代科技手段提取了如雷公藤多苷、白芍总苷等有效成分，强调辨证论治，标本兼治，因时因地因人制宜，在本病治疗上有着独特的优势。本例患者类风湿腕关节炎急性发病，病情发展迅速，患者口服西药依从性差，导致腕关节僵痛变形，活动受限，经宣教后，在针灸中药调理的同时，继续服用激素及传统的抗风湿药，消除患者对西药的恐惧心理，指导患者正确认识本病，增强治疗信心，积极配合治疗，及时定期监测指标，改善生活方式，早日达到临床缓解。

（付松松　整理）

四十七、网　球　肘

李某,女,48岁。

初诊:因工作关系手肘部活动较多,右肘部酸痛1周伴活动不利,严重影响工作。拧毛巾、扫地时右前臂酸痛,不能发力。检查发现右肘部不红肿,肱骨外上髁处压痛(＋＋),舌质略红,苔薄白,脉弦。

西医诊断:网球肘。

中医诊断:肘痹(气滞血瘀)。

治则:活血化瘀止痛。

针灸方法:在阿是穴处用"苍龟探穴法",配合肘痛穴。

经1次治疗后肘关节酸痛好转三成,继续上法每周2次,治疗期间嘱加强手臂支撑等方式训练,加强肌肉力量和韧性。再治疗6次,已无明显疼痛,日常拧毛巾擦脸已无大碍。

按语:网球肘属于中医学的"肘痨、伤筋、痹症"范畴,主要由劳损所致。中医学认为,其发病机制多为"不通则痛""不荣则痛",肘关节长期操劳,劳则气耗,气血失养,血不荣筋,筋骨失养,则肌肉失于濡养,不荣则痛,风寒乘虚侵袭肘部,病邪留注于肘部;或长期从事屈肘、旋转、伸腕等活动,使筋脉损伤瘀血内停,瘀血不去,新血不生,气血阻滞、运行不畅;另肘部筋骨劳损,疏于锻炼,筋不强韧,束骨不能,脉络失和,痹阻不通。

治疗以祛瘀疏通止痛为要。由于肘关节周围的无菌性炎症,造成关节软组织粘连引起组织细胞因子、生物介质、炎性物质、免疫细胞等浓度变化,诱导痛觉过敏和神经受损,产生严重的关节疼痛,活动时加重。平衡针法针刺肘痛穴可以促进炎症介质和炎症细胞的吸收,通过中枢神经从整体进行调节,逆转机体失衡状态,改善局部的血液循环,恢复神经的生理功能。

阿是穴没有固定的位置和名称,临床大多以局部压痛点或阳性反应点作为针刺的部位,该穴位大多位于病变部位附近。《内经》提出"以痛为腧"的治疗方法;《灵枢·五邪》云:"以手疾按之,快然乃刺之。"即针刺前先用手用力按压,如出现有疼痛的部位感觉舒服,就在此处进行针刺。因此,阿是穴具有诊断及治疗的双重作用。

本案在针刺治疗的同时,考虑到劳损,肌肉僵硬,缺乏弹性,嘱咐手臂锻炼,激活肌肉韧性和力量的训练,可以更快恢复,并有利于预防复发。

(葛　谈　整理)

四十八、踝关节扭伤

张某,男,31 岁。

初诊:左脚踝部扭伤剧痛。皮肤发青已 2 d。查左踝关节及足背肿胀、压痛,运动障碍,左足背屈、下垂时剧痛。X 线片示无骨折,曾服跌打丸,局部贴膏药无效。

西医诊断:踝关节扭伤。

中医诊断:伤筋(气滞血瘀型)。

治则:散瘀定痛,舒筋活络。

针灸方法:治取健侧"对应良效点"及左上肢后溪穴,均用三棱针梅花形强刺泻血。疼痛立即减轻,治疗后可着地行走。

二诊:次日徒步前来,取健侧"对应良效点"三角形弱刺泻血一次。肿胀大减,疼痛消失,可自由活动。

按语:扭伤是一种常见病,以四肢和腰部最为多见,局部疼痛、肿胀,运动受限;有的青紫、压痛,白细胞计数增加。点刺泻血取穴的原则:一般腰椎以上扭伤,选刺下肢绝骨穴;骨盆以下扭伤,选刺上肢后溪穴;四肢和躯干一侧之扭伤,选刺相对侧部位,我们将该部位称"对应良效点"。选好穴位或取"对应良效点"后,用常规方法消毒,以三棱针或采血针点刺并挤出少量血液。肿胀疼痛严重者多采用梅花针强刺;症状较轻或扭伤时间短者多采用三角形弱刺。每日点刺泻血 1 次,3 次为 1 个疗程,连续 2 个疗程仍肿胀疼痛者改用其他疗法,并做进一步的检查确诊。扭伤部位可热敷或涂碘酒,皮肤破损者应做外科处理,防止感染。点刺泻血疗效机制是综合性的。针刺末梢神经产生的负诱导和反射作用,通过机体神经、体液系统的反射性调节,大脑皮质的保护性抑制使局部恶性刺激被切断,使患处疼痛迅速消失,患者可活动自如。

（潘　恩　整理）

四十九、慢性脊髓炎

患者,男,45岁。

初诊:患者5个月余前因受凉出现感冒、发热,最高体温38.2℃,自行口服感冒药后,病情未见好转,3 d后发觉下肢麻木、抬腿困难、二便难控,无明显头晕头痛。于当地医院就诊,予腰椎MRI及脑脊液检查,诊断为急性脊髓炎,予甲强龙冲击治疗,其间自觉左腿知觉、肌力有所好转,右腿无明显改善,可扶物行走。继续口服激素维持治疗中。现仍有双下肢麻木无力,右下肢至脚底尤甚,小便控制差。查体:拄拐行走,脊柱无畸形,活动正常,压痛(-),叩击痛(-),双下肢无肿。四肢肌张力正常,左下肢近端肌力Ⅲ级,右下肢近端肌力Ⅱ级,双侧下肢远端肌力Ⅰ级。双下肢针刺觉减弱,右侧肢体显著。神经系统生理反射减弱,病理征未引出。舌淡红,苔薄白,脉细。

西医诊断:慢性脊髓炎。

中医诊断:痿病(气血不足)。

治则:补气活血通络,兼支持疗法。如营养支持、免疫抑制剂、康复训练等。

针灸方法:长龙灸及针刺治疗。

(1)长龙灸治疗过程:取麝香保心丸1瓶,用姜汁烊化捣碎,加热备用。2 kg新鲜生姜去皮捣碎,去除姜汁,加热备用。将麝香保心丸药泥涂擦于患者督脉及两侧膀胱经,轻轻按摩

5～10 min，以肌肤稍温为度，以姜末铺于督脉及两侧膀胱经上，上至大椎，下至长强。将艾柱置于姜末上点燃，位于督脉及两侧膀胱经第一侧线共 3 排。点燃艾柱，使其自然燃尽。以患者皮肤耐受为度，灸 3 壮，见局部皮肤潮红。1 周治疗 2 次。

（2）针刺督脉及膀胱经、阳明经。取穴腰夹脊、至阳、命门、肾俞、委中、承山、伏兔、血海、梁丘、阳陵泉、足三里、悬钟，平补平泻，得气后留针 30 min，并予红外线理疗灯照射。

经 3 次治疗，患者基本可独立慢走，肌力明显好转，左下肢肌力 V-级，右下肢肌力 IV 级，双侧远端肌力 II 级。双下肢针刺觉基本对称。小便控制较前有所改善，大便可控。

患者满意度高，继续治疗以巩固疗效。

按语： 脊髓炎是临床医学中常见的疾病，一般患者在发病前 1～2 周有上呼吸道感染或胃肠道感染病史，或有疫苗接种史，临床表现为病变水平以下有肢体无力、瘫痪的运动障碍及深浅感觉缺失的感觉障碍，以及膀胱、直肠功能障碍为主的自主神经功能障碍。目前对于脊髓炎导致的运动、感觉和二便障碍，临床缺乏特异性治疗。针灸治疗以提升患者肢体运动感觉功能为主，促进患者恢复生活自理能力，对于部分伴有二便障碍的患者，针灸治疗可以恢复其自主排尿、排便功能。

根据本例患者症状及舌苔脉象，四诊合参，证属中医痿病之气血不足证。采用补气活血通络之法，使用长龙灸扶阳壮督，并针刺督脉及膀胱经穴位以疏通经络。此次针刺配合长龙灸，灸感强烈，疗效显著，患者满意。

（黄炜婷　整理）

五十、强直性脊柱炎

刘某某,女,66 岁。

主诉：颈背酸痛 40 年,加重半年。

现病史：患者既往强直性脊柱炎 40 年。未予治疗。近半年受冷后颈项背部酸痛不适,自觉双侧斜方肌板滞不舒,颈部上抬困难,驼背状态,腰背部僵硬板滞,活动受限。时有盗汗。无头晕手麻,无咳嗽气喘。伴腰酸。胃纳可,二便尚可,夜寐一般。舌红光,脉沉细数。

查体：脊柱变驼背状,颈椎严重反弓,胸椎后弓,上颈胸段棘突压痛(＋＋)。压颈试验(＋)。臂丛牵拉试验(＋－)。病理征(－)。

辅助检查：多年前外院查 HLB－27(＋),具体不详。

西医诊断：强直性脊柱炎。

中医诊断：患者年岁已高,肝肾亏虚,久病痰瘀阻滞,脾胃虚弱,导致痿痹不用,肌肉瘦削。辨证为痿痹病之肝肾阴虚证,舌脉亦为佐证。

针刺方法：取穴阿是穴、颈夹脊穴、胸夹脊穴、天宗、肩井、太溪、三阴交、肝俞、肾俞等,电针 20 min,拔罐 10 min。

中药治疗：独活寄生汤＋六味地黄丸加减。

按语：强直性脊柱炎是临床常见的风湿免疫疾病。该病多发于青壮年,男性多于女性。患者多半腰骶部或双侧骶髂关节疼痛不适,病情反复发作,易误诊为腰痛病延误治疗。患者血HLB－27阳性。多数需要坚持服药,常见的有非甾体抗炎药(NSAIDs),缓解疾病的抗风湿药物(DMARDs)等。后者如柳氮磺嘧啶、甲氨蝶呤、来氟米特等。一般不主张用激素治疗该病。以上药物副作用大,患者耐受度低。

本病可归属于中医学"腰痹""腰痛""竹节风""肾痹""尪痹"等范畴。该病总属本虚标实,临床治疗以滋补肝肾、补肾强督、扶正祛邪为主。该病是一种慢性炎症性疾病,尚无法治愈。一般对症治疗,以缓解症状为主,并控制疾病进展,一般能控制良好,患者能够正常工作和学习,若病情延误致晚期则难以逆转。

该病遵循早发现早治疗。目前中医药外治法比较多,针灸、推拿、熏洗均可改善关节功能,防止病变部位畸形发展。强直性脊柱炎在针灸门诊也较多见,多数是西医反复治疗效果较差者来寻求中医针灸治疗。目前以督脉针刺为主,同时配以理疗、拔罐、刺络放血,收效显著。

本例患者发病已40余年,已是疾病晚期,患者脊柱已严重畸形,驼背明显。目前以颈项背部僵痛明显。休息不能缓解,故求针灸治疗。因患者不能俯卧,坐位针灸颈项部穴位、胸椎夹脊穴、百会、至阳、肾俞、肝肾等,内服独活寄生汤＋六味地黄丸加减治疗。数次治疗后,患者病情改善明显,继续针药治疗观察中。

针药结合治疗强直性脊柱炎,安全且疗效显著。此外,也可行督脉、膀胱经长蛇灸来改善症情。其他如理疗、功法锻炼等,也常被患者所接受。

(付松松　整理)

五十一、急性腰痛

（一）李某，男，20 岁。

初诊：2019 年 11 月 11 日因抬重物，不慎扭伤腰部。感腰部疼痛，弯腰困难，活动不便。经服药治疗，疼痛未见减轻，来我处诊治。查：腰部已红肿，L2、L3 腰椎处有压痛，弯腰及向右活动受限，步履不便。

西医诊断：腰椎小关节紊乱症。

中医诊断：腰扭伤（气滞血瘀型）。

治则：散瘀定痛，舒筋活络。

针灸方法：取人中穴，针刺。

治疗一次后，疼痛基本消失，仅局部微痛。

二诊：仍按前方处理，疼痛完全消失，两次而愈。

按语：急性腰扭伤采用针刺人中穴为主法，人中又名"水沟"，位于督脉上，《通玄指要赋》有"人中除脊膂之强痛"的记载。督脉起于小腹内，下起于会阴，沿脊柱正中往上，到达上唇的龈交穴。急性腰扭伤，患部脉络气血受损，导致气血凝滞，脉络不通，不通则痛，针刺此穴，同时活动腰部以促进腰部及督脉的气血流通，络脉通畅，气血流通无阻，则通而不痛，故针后腰痛止，活动自如。对患部络脉气血受损而致腰脊椎疼痛效果较好，而对腰椎旁开两侧络脉受损者效果较差，这要取腰部腧穴配委中或昆仑治疗。

（潘　恩　整理）

（二）陈某，女，48 岁。

初诊：腰部疼痛伴活动不利一周余，一周前夜间下楼取邮件时衣着单薄，后遂出现腰背疼痛，屈伸、转动不利，腰部活动时疼痛明显，不能弯腰穿脱鞋袜，一周来自用膏药及止痛药症状无明显好转，2020 年 2 月 2 日来我处就诊，刻下腰椎活动受限，双侧直腿抬高（－）、加强（－），双侧"4"字试验（－），L2 腰椎棘突下压痛明显，两侧肌肉僵硬，舌淡，苔薄白，脉紧。

西医诊断：急性腰扭伤。

中医诊断：寒痹（寒凝血瘀证）。

治则：行气通络，化瘀止痛。

针灸方法：采用远端取穴与局部针刺相结合之法。嘱患者坐位，取双侧后溪透合谷，进针得气后快速行针 1 min，刺激量较强，嘱患者适当活动腰部，再嘱患者俯卧，取命门穴直刺，双侧肾俞穴向内下斜刺 45°，得气后平补平泻 30 s，留针 10 min。针双侧后溪后，患者已感腰部疼痛缓解，活动较前改善，全部治疗结束后患者疼痛基本解除，活动自如，能自己穿脱鞋袜。

一周后随访，患者已痊愈。

按语：患者由于在大寒时节没有注意防寒保暖而感受风寒之邪，寒邪凝滞于腰背，导致腰背疼痛活动不利。通过查体，发现患者腰痛与通常的两侧肌肉僵硬疼痛不同，而是在督脉上命门穴处有明显压痛感，故使用了能通督脉、调脊柱的后溪作为主穴，在用泻法行提插捻转强刺激的同时，嘱患者慢慢活动腰部，帮助顺畅督脉气血，之后再在局部行命门穴齐刺针法，散寒除痹止痛，侥幸取得了不错的治疗效果。

此病属常见病，诊断不难，治疗久未见效。此类疾病或因用力不当损伤机体，或因受风受寒，瘀阻经络，或因长期不良生活习惯积劳成疾。发病时疼痛不适，重者活动不利，动则痛甚,困扰日常工作生活。针刺镇痛有明确效果,但临证之时尤需根据患者具体情况辨证论治,往往能取得令人惊喜的效果。

(张晶莹　整理)

(三)潘某,男,45 岁。

初诊: 2d 前搬抬重物时用力不慎,突感腰部疼痛,活动受限,2d 以来无明显好转,遂来就医。查体:弯腰受限明显,下蹲受限,行走活动时也疼痛明显,腰部肌肉僵硬,右侧 L4 水平竖脊肌腰痛明显,双下肢无明显阳性体征,腰椎叩击痛(-),舌淡红、苔白,舌下络脉瘀阻,脉弦。

西医诊断: 急性腰扭伤。

中医诊断: 腰痛(气滞血瘀证)。

治则: 行气活血,缓解止痛。

针灸方法: 采用右病左治取穴法,并留针时配合腰部运动3 min。

先嘱患者坐位,取平衡针腰痛点,在第 2、3 掌骨间基底部处进针,患者感明显酸胀,嘱患者缓缓活动腰部,患者觉较前疼痛有所改善,退针至皮下再将针尖朝右侧行针,嘱患者缓缓活动腰部 3 min,患者觉较前疼痛有明显改善,然后再嘱患者侧卧位,其腰部压痛点较前有所改善,做斜板动作姿势感活动受限时,进行提插捻转运针,一般患者活动度会马上明显增加。起针后患者疼痛基本缓解,活动度较前明显改善,嘱患者近日注意腰部保养,尽量平卧,避免久坐、久立及腰部用力。

第 1 次治疗:留针时患者腰部活动度大幅度增加,疼痛减轻明显,当夜睡眠尚安稳,无疼痛引起彻夜难眠现象。指导患者回家平卧硬板床休息。

第2次治疗：腰部活动度明显好转，鉴于疼痛缓解，遂继续手法配合腰部松解术治疗1次，治愈。

按语：《素问·痹论篇》也早有提及"卫气循皮肤之中，分肉之间，熏于肓膜，散于胸腹"，表明卫气的输布与经筋分布范围类似，经筋有赖于卫气的濡养，是故经筋病可通过浅刺调卫气以达治疗效果。中医认为急性腰扭伤属针灸科临床常见病，俗称闪腰，亦属中医腰痛范畴，指的是腰部肌肉或软组织如筋膜韧带等在正常状态下，因受到外力作用后突然过度牵拉而导致的急性撕裂，常发生在姿势不当、过度负重时，主要临床表现为腰部局限性持续性疼痛，常伴有显著的腰部活动受限，一般无麻木和无力等神经压迫症状，影像学多无明显异常表现因其发病突然且不适症状明显，往往会给患者的日常生活工作带来较大影响。从经络学角度而言，督脉和膀胱经均循行经过腰部，如《黄帝内经》云"督脉为病，脊强反折"，腰部的局部损伤会影响二经气血运行，从而导致脉络损伤、气血郁闭、不通则痛，当治以疏经通络、活血化瘀，通则不痛。当然，若不能及时接受治疗或疗法不当，就有可能迁延为慢性。

（刘秋根　整理）

五十二、腰椎管狭窄

李某,男,64岁。

主诉:反复左下肢麻木4年,加重1周。

现病史:4年前无明显诱因下出现左下肢麻木,无疼痛,无腰痛,二便可,遂于华东医院就诊。腰椎MRI示L3左侧神经根管狭窄。建议患者行手术治疗,患者拒绝。于外院行针灸推拿等治疗好转。后反复发作,长期门诊行针灸治疗。近1周来患者自觉左下肢麻木有所加重,无腰痛,无二便异常,伴间歇性跛行,至我院门诊就诊。刻诊:患者左下肢麻木,纳可,寐安,二便调。

查体:腰部活动可。脊柱无侧弯,间接叩击痛(-),直接叩击痛(-)。直腿抬高试验(-),加强试验(-),双下肢"4"字试验(-),双下肢无肿。四肢肌力、肌张力正常。生理反射存在,病理反射未引出。二阴未查。舌暗,苔薄,脉弦。

西医诊断:腰椎管狭窄。

中医诊断:腰痛(气滞血瘀证)。

治则:活血化瘀,通络止痛。

针刺方法:患者俯卧取穴肾俞、大肠俞、关元俞、膀胱俞、次髎、秩边、环跳、委中、绝骨等,留针30 min,一周3次。

经治疗5次后,患者症情明显好转,仍有间歇性跛行。建议配合活血化瘀、通络之中药,如丹参、鹿角胶、杜仲、鸡血藤等活血补肾通络之品内调。

按语：腰椎管狭窄不外乎机体肾虚，阳气失于温煦，复感风寒湿，客于腰部经脉而发病。正所谓"痛则不通，通则不痛"，所以疏通腰部经络对于本病的治疗极其重要。而这其中，又以督脉和膀胱经为重点。督脉交会于手足三阳经，管理人体全身的阳气，具有温煦和濡养全身气血的功能。若风寒湿痹阻督脉致使阳气不得宣发，则肢体活动失常。因此，对于腰椎管狭窄症的治疗，取穴多取督脉和足太阳膀胱经的经穴。腰部夹脊穴在腰部棘突下两侧，旁开0.5寸，正属于督脉和膀胱经之间。有研究认为，通过针刺夹脊穴可同时刺激督脉和膀胱经，具有鼓舞全身阳气的作用。而且相比常规普通取穴，腰部夹脊穴位于病灶部位，更能体现"以痛为腧"的中医理念。

针灸疗法用于治疗腰椎的椎管狭窄还是有一定效果的，在临床上颈腰椎椎间盘突出是一种常见的疾病，部分患者会伴有腰部的椎管狭窄，这个时候就会引发一系列的神经压迫症状，包括下肢的放射性疼痛以及麻木。发生了这些症状的患者可以选择使用在相应穴位上进行针刺的方法来治疗这种疾病，一般椎管狭窄通过针刺之后都能取得不错的效果，只是针灸疗法用于治疗腰椎管狭窄，病程稍微长一些，普遍在2个疗程（2周）左右需要患者坚持。

（付松松 整理）

五十三、腰椎增生症

谢某,男,55岁。

初诊:初感腰部酸痛,俯仰困难,拍 X 线片检查 L2、L3、L4 腰椎增生。经中西医治疗半年,效果不显,腰部疼痛强直,后来我科治疗,此时病容憔悴,腰强痛不能俯仰。查:脉象沉细,舌淡无苔。

西医诊断:腰椎增生症。

中医诊断:腰痛(肝肾亏虚型)。

治则:温补肾阳,疏肝活络。

针灸方法:取穴腰阳关、腰俞、上髎(双)、次髎(双)、委中(双)。针刺得气后用补法,并于腰部各穴导以针灸治疗机,电流输出强度以能忍受为度,留针 25 min 左右。出针后,隔姜灸腰阳关、腰俞、上髎(双)、次髎(双),灸至皮肤红润。隔天针灸一次。

中药治疗:补骨脂、肉苁蓉、黄精、熟地、黄芪、党参、枸杞子、骨碎补、续断、菟丝子、核桃肉、豨莶草、鸡血藤胶、桑寄生之属加减。每日一剂。

治疗一段时期,腰痛缓解,只有重困的感觉,此时不需隔姜灸,改在肾俞(双)加拔火罐;余针刺、电疗与中药俱如前法,如是治疗超过 40 d,疼痛酸困完全消失,俯仰如常。

按语:腰椎增生症的患者,常感腰部酸痛强直,或不能俯仰,行动艰难,甚至夜睡不宁,不能自转侧,亦有压迫下肢酸疼痛者,往往缠绵数年,屡医无效,精神憔悴,食欲减退,患部椎体或棘突、横突有一些肿实之状,脉象多沉微或沉细。

根据中医的经络学说,脊椎属督脉,为诸阳之会,腰两侧足太阳膀胱经为寒水之经。与足少阴肾经相表里。此病之成因,主要是督脉之阳气不振,足太阳膀胱经内寒凝郁,肾火衰微,而外界之风寒湿邪,乘虚内袭,"至虚之处便是客邪之所"。因而胶着于腰部,凝阻经气,不通则痛,邪结瘀凝,腰椎从而增生。《素问·脉要精微论篇》云:"腰者肾之府,转摇不能,肾将惫矣。"盖肾主骨而腰乃肾之府,由此可见腰椎增生与肾阳虚的关系至为密切。

治疗大法以针灸督脉和足太阳经的有关穴位,温补元阳,可宣通经络、祛寒除湿、消瘀散结。中药酌采用补肾温阳、益气行血、通络散瘀、坚骨舒筋之品,相辅施治。笔者应用此法治疗本病数十例,只要坚持一段时间的治疗,可收到较满意的效果。

(潘　恩　整理)

五十四、腰椎间盘突出伴滑脱

付某某,男,75 岁。

初诊:患者 8 年前长期久坐写书法后出现腰痛不适,以"反复腰腿疼痛 8 年,加重 4 个月"来诊。外院 MRI 示 L3~S1 椎间盘膨隆伴滑脱,椎间盘间隙狭窄。予中药、针灸、理疗治疗后,病情时有反复。近 4 个月病情加重,曾于外院行腰部小针刀治疗后,出现左侧臀部固定刺痛,入夜尤甚,翻身疼痛加剧,不能平躺。刻下:左侧腰臀部刺痛,痛处固定,双下肢外后侧放射麻木至脚尖。晨起及午休后病情明显,活动半小时稍微减轻。无间歇性跛行,无偏瘫畸形,无肌肉萎缩。要求针灸治疗。查体:腰椎生理弧度直,活动度尚可;双侧 L3~S1 棘突旁压痛(±);臀中肌深压痛(±);肾区叩击痛(-);直腿抬高试验:50°;双侧跟臀试验不等;双下肢肌力、肌张力正常。舌暗,苔薄,脉弦。

西医诊断:①腰椎间盘膨隆。②腰椎管狭窄。③腰椎滑脱(轻度)。

中医诊断:腰痛病(肝肾不足兼气滞血瘀证)。

治则:补益肝肾,活血化瘀,通络止痛。

针刺方法:取穴肾俞、气海俞、膀胱俞、左侧秩边、环跳、承扶、殷门、委中、阳陵泉、足三里、承山、绝谷、昆仑。电针肾俞、秩边、殷门、承山,留针 25 min,拔火罐 5 min。隔天一次。

经针灸 5 次后,疼痛程度及频率稍缓解,但发作时间仍以晨起及午休后明显。考虑患者年迈,肝肾亏虚,静止时气血不足,导致经脉无以濡养,活动后周身气血流畅,病情随之减轻,建议服用中药补益肝肾,调和气血。患者目前继续针灸调治中。后期辨证增加中药调理。

按语：腰椎间盘突出症伴滑脱是导致中老年人就诊和住院的主要脊柱退行性疾病之一。腰椎滑脱的病因尚未明确,国内外研究认为因受年龄、性别、肥胖、脊柱解剖结构、腰椎软组织退行性变、炎症介质及环境与生活方式影响为主。临床症状Ⅰ～Ⅱ度滑脱以腰痛为主,重度滑脱造成椎管狭窄,引起难治性的神经根性疼痛及下肢放射疼痛。西医多以手术治疗,费用昂贵,患者住院时间久,康复过程漫长,术后脑脊液漏的并发症较多。对于轻中度的腰椎滑脱,中医综合治疗效果具有明显的优势：中药汤剂或急则治其标,或扶正祛邪,不仅可改善局部的疼痛,亦可调节脏腑功能;针刺可放松局部紧张痉挛软组织、减少肌肉抵抗,疏通气血,通则不痛,消除对神经的化学刺激和牵拉刺激而产生的无菌性炎症反应,有效缓解疼痛。但中医治疗也存在疗程长、患者依从性不强的问题,需探寻高疗效的中医综合治疗方法,努力改善患者的病痛。

（付松松　整理）

五十五、坐骨神经痛

陈某,女,35岁。

初诊：诉左小腿酸麻胀痛反复发作近半年,既往有腰椎间盘突出病史5年余,不时劳累后腰酸背痛,卧床休息稍有好转,外院腰椎CT检查结果显示：L3～L4、L4～L5、L5～S1椎间盘突出,腰椎退行性改变。本次发病时无腰酸背痛,坐位时左小腿无酸麻胀痛,行走几步后出现酸胀,逐渐加重,难以继续迈步,需坐位休息后方可继续。为此近半年来多次就诊于各大三甲医院,求诊专家达10位之多,均诊断为坐骨神经痛,并给予营养神经、活血止痛、局部膏药贴敷等治疗,方案大同小异,其间也做过针灸治疗多次,经半年下来症状无明显缓解。

西医诊断：坐骨神经痛。

中医诊断：痹症(气血瘀滞证)。

治则：通络止痛。

针刺方法：采用对应取穴法,留针配合运动,持续半小时。取穴采用下病上取,在患者同侧腋窝后肩贞穴、臑会穴、天宗穴附近寻找敏感点进针,有酸胀感后留针,并嘱咐患者在走道中来回行走,感知一下小腿处是否还有不适感。患者愁眉舒展开,留针来回行走好几十米,小腿不但没有酸麻胀痛感,反而更觉得轻松许多。

之后未再复诊,一周后微信回访已愈。

按语：此患者经十多位专家会诊，从影像学检查结果和患者体征诊断为坐骨神经痛。一般认为有了正确诊断后才能明确治疗方法，但在临床当中还有很多的因素决定着疗效。该患者的问题就出现在治疗上，虽专家们一致给予营养神经，如甲钴胺、腺苷钴胺等同类药物，以及非甾体抗炎药、中成药、外敷膏药，治疗近半年无效，那就得重新思考治疗的方案，不能在药物的选择上继续排列组合，要及时跳出药物治疗的怪圈。

经一番对比分析：一是基层医院的药品种类是无法与大医院相比的，既然他们的药品治疗无效，那笔者也没必要再去尝试。二是部分医生的治疗手段多局限于药物和手术，对其他非药物疗法的接触了解甚少，思维受到局限。

治疗方法很多，专于一技，能发挥到极致也挺好，但也要想到一技有一技的局限。《医学入门》中就有这样的一句："针之不到，药之不及，必须灸之。"因此，医者多了解一些疗法是非常有必要的。

详细了解患者在他处治疗的经过，如针刺的选穴、膏药等情况，检查患者的腰椎、下肢以探明发病的过程。依照笔者的经验，治痛首选对应疗法，简单，易于操作，常常数针就获得满意效果。若不效，可继续选择他法变通。曾有一例坐骨神经痛患者，病症与本案患者一样，经治疗后，小腿外侧仍有酸胀不适感，程度有所减轻，检查小腿外侧发现有多条瘀络，色红，如蚯蚓状，如是追加刺络拔罐治疗，留罐 2 min，吸出血多达 10 ml，此时小腿酸胀感消失，还比另一条腿更觉轻松。

（苏 齐 整理）

五十六、　癃　闭

（一）吴某，女，60 岁。

初诊：患者因术后拔除导尿管不能自主排尿 4 h。既往腰椎间盘突出、腰椎管狭窄 20 年余，2020 年 7 月 10 日出现腰部疼痛加重伴左下肢疼痛难以下床行走，自服盐酸羟考酮（奥施康定）止痛，服药 10 d 后出现排尿困难来院入住骨科病房，入院后予导尿管导尿，考虑患者 L4～L5、L5～S1 椎间盘突出大，侧隐窝狭窄，并出现部分马尾神经损伤症状，于 2020 年 7 月 20 日行"L4～L5、L5～S1 椎间盘突出椎管狭窄髓核摘除、神经根管成形、椎间植骨融合内固定术"，术后 7 d 拔除导尿管，拔除导尿管后 4 h 仍不能自主排尿。为求协助诊治，遂邀针灸科会诊。刻下证见：小便闭塞不通，耻骨上区可叩及膨大膀胱，用手按压尿意感加重，舌淡胖，苔薄白，脉沉细无力。

西医诊断：尿潴留。

中医诊断：癃闭。

治则：宣上畅中，通利水道。

针刺方法：取穴百会、尺泽、太渊、中极、足三里、阴陵泉、阳陵泉、丰隆、三阴交、太溪、太冲。患者仰卧位，常规消毒后，选用规格为 30 mm×40 mm 的针灸针进针，百会采用平刺法，尺泽、太渊、足三里、阴陵泉、阳陵泉、丰隆、三阴交、太溪、太冲直刺进针，针刺得气后，施平补平泻手法，每 10 min 行针 1 次，留针

30 min。拔针后患者即有尿意,如厕排出小便。

随访1周,无复发;1个月后再随访,亦无复发。

按语:尿潴留是指膀胱积满尿液,不能自动排出。可因膀胱以下机械性梗阻(如男性前列腺增生、结石、肿瘤等),或神经性膀胱功能障碍引起。本病属中医学"癃闭"范畴,其中小便不畅,点滴而短少,病势较缓者称为癃;小便闭塞,点滴不通,病势较急者称为闭。"膀胱者,州都之官,津液藏焉,气化则能出焉。"这句话指出膀胱的基本生理功能为贮藏尿液,排尿则依靠其气化功能。尿潴留的基本病机为膀胱气化失调。

但人体小便的通畅,依赖于三焦气化的正常,三焦气化依靠肺的通调、脾的转输和肾的气化来维持,又需要肝的疏泄来协调,故癃闭的病位在膀胱与肾,但又与肺、脾、肝等脏器关系密切,治疗以通利为原则。朱丹溪曾运用探吐法来治疗小便不通,并将此法比喻为滴水之器,闭其上窍则下窍不通,开其上窍则下窍必利。李用粹《证治汇补·癃闭》载:"一身之气关于肺,肺清则气行,肺浊则壅,故小便不通,由肺气不能宣布者居多,以清金降气为主。"因此,当急性尿潴留小便点滴不下时,可以开宣肺气、提升中气,下病上治,有提壶揭盖之效。肺位于上焦,为水之上源,肺经原穴太渊配以合穴尺泽宣发肺气,通调水道;脾胃居中焦,为水液升降之枢纽,足三里、丰隆、三阴交、百会益气健脾、升清降浊,使膀胱气化有权;肾主水,与膀胱相表里,且开窍于二阴,体内水液的分布与排泄依赖肾的气化,太溪穴为肾经的原穴,激发肾气主司二便,鼓舞膀胱气化;阴陵泉、阳陵泉为利水要穴,二穴合用,疏利三焦,利尿通闭;太冲为肝经原穴,疏通畅达全身气机。中极为膀胱募穴,又是足三阴经与任脉的交会穴,主治小腹、肝肾及前阴等疾患,诸穴合用,共奏宣上畅中、通利水道之效。针灸对于本病的治疗具有起效迅速、安全可靠等特点,减轻患者痛苦且易于接受,有较高的临床参考价值。

(吴海生　整理)

(二)施某,男,69岁。

初诊:尿频 2 年余,不伴尿急、尿痛,无小腹疼痛。夜间尤甚,每夜 3~4 次,排尿无力且不畅,站立位点滴不尽,蹲位稍好。近期症状加重至每夜 5~8 次,较影响睡眠。时有腰酸、乏力。纳可,大便正常,舌淡胖苔薄白,脉细。外院 B 超示前列腺增生多年,平素口服非那雄胺片,症状无明显改善,遂来寻求中医诊治。

中医诊断:患者为老年男性,肾气不足而致膀胱气化失司、水道不利,从而小便量少、点滴而出。证属中医癃病之肾气不足证。

治则:补益肾气,行气利尿。

针灸方法:取穴关元、气海、水道(双)、阴陵泉(双)、三阴交(双)、太溪(双),隔日针灸治疗一次。

第 2 次治疗:诉排尿较前通畅,余症不变。

第 3 次治疗:排尿有力,明显通畅,单次尿量增加,排尿次数减少。

第 4 次治疗:排尿有力、通畅、无点滴不尽,日间正常,夜间 1~2 次,疗效满意,续治两次后停诊。

二诊:2018 年 11 月 28 日因病症反复如前,遂来就诊,针灸方案如前,配合内服中成药金匮肾气丸。

第 2 次治疗:症状无明显改善,自觉排尿力量增强。

第 3 次治疗:起夜间隔延长,起夜 3~4 次,排尿有力,无不畅。

第 4 次治疗:症状明显改善,现起夜 1~2 次,余可,疗效稳定,巩固两次停诊。

三诊:2020 年 12 月 14 日诉年初病情复发,因疫情未及时诊治,现排尿急、尿量少且不易控制,时有滴漏,排尿不尽,伴腰痛、乏力、畏冷明显。外院检查示良性前列腺增生,用药无效,再次寻求针灸治疗。

治以温补肾阳、行气利尿。仍按前方隔日针灸治疗一次。处以中药济生肾气丸合缩泉丸。熟地黄 12 g,山茱萸 9 g,山药 30 g,茯苓 9 g,丹皮、泽泻各 6 g,牛膝 9 g,车前子 6 g,熟附子 9 g,肉桂 3 g,乌药、益智仁各 15 g。1 剂/d,早晚分温服。

第 2 次治疗:自觉排尿力量增强、单次尿量增加。

第 3 次治疗:尿急逐渐可控,起夜间隔延长,每夜起夜 3～4 次,排尿有力。

第 4 次治疗:症状明显改善,现起夜 2 次,余尚可,疗效稳定,又巩固两次停诊。

(郎正宽　整理)

(三)周某,男,61 岁。

初诊:尿频 1 年余,夜间尤甚,排尿无力,无尿急、尿痛及小腹疼痛。近期每夜起来 3～4 次,较影响睡眠。偶有腰酸、乏力。纳可,大便正常,舌淡苔薄白,脉细弱。辅检 B 超示前列腺增生肥大,平素口服非那雄胺片,症状无明显改善,遂来寻求中医诊治。

中医诊断:患者为老年男性,肾气不足而致膀胱气化失司、水道不利,从而小便量少、点滴而出。证属中医癃病之肾气不足证。

治则:补益肾气、行气利尿。

针灸方法:取穴关元、气海、水道(双)、阴陵泉(双)、三阴交(双)、太溪(双),隔日针灸治疗一次。

第 2 次治疗:诉排尿较之前有力。

第 3 次治疗:排尿有力,通畅,夜尿次数减少。

第 6 次治疗:排尿有力、通畅、无点滴不尽,日间正常,夜间1～2次。

疗效满意,又续治巩固两次停诊。

按语:此两例癃闭病案具有代表性,临床多见于老年男性,以排尿障碍及尿频、尿急、尿不尽为主要表现。现代医学常诊断为前列腺增生、慢性前列腺炎见上述症状者。《素问·上古天真论篇》言男子五八肾气衰,随着年龄渐高肾气不足,固摄无力。肾气不足而致膀胱气化失司,水道不利,从而小便量少、点滴而出。治以补益肾气、行气利尿。以针法治之,辨证取穴关元、气海、三阴交、太溪合对症取穴水道、阴陵泉,常显其效,案(二)初诊和案(三)均在此列。随着年龄再升,身体愈加衰老,常伴有腰痛、乏力、畏冷等症,案(二)后期再诊即见相应症状。治以针刺上穴加服济生肾气丸合缩泉丸以温补肾阳、行气利尿,针药并用方显其效。

(郎正宽　整理)

五十七、崩　　漏

李某,女,44 岁。

初诊:患者数月前无明显诱因出现经期延长,数日不净,量或多或少,每日均下,偶有乏力感及腰部胀痛,未述腹痛、头晕头痛等其他特殊不适。外院行妇科超声检查未见明显异常,具体报告未见。患者自诉平素月经正常,按期而至。刻诊:月经淋漓不尽,量或多或少,每日均下色红血块,偶伴腰部胀痛,潮热,无小腹疼痛,无头昏头痛等不适,舌红少苔,脉沉细数。

西医诊断:功能失调性子宫出血。

中医诊断:崩漏(阴虚血热证)。

治法:养阴清热,理气止血。

针刺方法:取穴百会、上星、率谷、中脘、水分、阴交、天枢、大横、腹结、大巨、合谷、太冲、孔最、外关、地机、三阴交。毫针常规刺法,平补平泻,留针 30 min,5 次为 1 个疗程,每次取穴以此方为主,随证加减。

经 2 次治疗后症状明显好转,经血明显减少,后 3 次治疗沿用上法施以毫针补法,配合耳穴贴脾、肺、肾、皮质下、子宫,治疗 1 个疗程漏下得止。随访 2 个月未再复发。

按语:崩漏是指经血非时暴下不止或淋漓不尽,前者称崩中,后者称漏下,崩与漏出血情况虽不同,但二者常相转化,故概称崩漏。相当于现代医学的"功能失调性子宫出血"(简称功血）。本病在临床上大致分血热、血瘀气虚等类型，而以血热较为常见。崩漏为血病，与肝脾二脏关系密切，肝主藏血，脾主统血，血之常赖乎肝脾，有"女子以肝为先天"一说。

对于崩漏的治疗，中医妇科学有塞流、澄源、复旧三法，塞流即止血，是治疗崩漏的关键。经血淋漓不尽，耗血伤气，致人虚损。针灸治疗崩漏重视肝脾气血的调理，分期治疗，临证常选用脾胃经腹部腧穴和夹脊穴治疗妇科病。百会位于巅顶，属督脉，为三阳五会之所，刺之能升阳举气，固摄气血；率谷、外关为少阳经穴，合四关穴以调畅气机，舒经通络；脾胃为气血化生之源，脾兼能统血，取脾经大横、腹结、三阴交以健脾统血；配以足阳明胃经天枢、大巨补益气血，复漏下亏损之气血。中脘、水分、阴交属任脉，任脉起于胞中，与月经息息相关；地机为脾经郄穴，善治血证；孔最为肺经郄穴，肺主一身之气，取之可调节气机兼以止血。本病针刺选穴并非一味涩血止血，更重视在"调"，以调理脾胃和全身气机为主，以止血为辅。

日常调护对于本病的治疗也十分重要，注意身体保健，适当补充含蛋白质丰富的食物以及蔬菜和水果，在生活上劳逸结合，避免高强度体力劳动和剧烈运动，睡眠要充足，精神愉快，减少不必要的压力，这对崩漏的防治很有效。该病在临床较常见，西医的疗效往往不是很理想，易出现诸多不良反应。针灸作为中医学的重要组成部分，单用针灸或配合其他治疗对崩漏能起到较好疗效，简便易行，为治疗崩漏的重要手段。

（吴海生　整理）

五十八、尿　　血

王某,女,30岁。

初诊: 反复蛋白尿血尿 2 年余。患者有 IgA 肾病史 2 年余,尿蛋白(＋＋＋),镜下隐血(＋＋＋),曾口服泼尼松(15 mg,1 次/d)1 年,后改为来氟米特、百令胶囊口服维持。查蛋白尿(＋),镜下隐血(＋＋＋),无其他不适症状。刻下:胃纳可,二便调,夜寐安,面色稍黄,血尿色淡红,精神疲倦,腰膝酸软。舌淡红,苔薄白,脉沉弱。

西医诊断: IgA 肾炎。

中医诊断: 尿血(脾肾不固)。

治则: 健脾补肾,利湿止血。

针灸方法: 取穴中极、膀胱俞、肾俞、三阴交、气海、关元、脾俞、百会。

治疗 5 次,蛋白尿(＋),镜下隐血(＋)。

按语: 本病病位在膀胱和肾,主要病机为热伤脉络及脾肾不固,伤及肾与膀胱之脉络,离经之血渗入水道而引起尿血。故宜健脾补肾,利湿止血。故取膀胱之募穴中极,膀胱之背俞穴膀胱俞,肾之背俞穴肾俞,以疏利膀胱气机,通调水道;三阴交为肝脾肾三经之交会穴,可以健脾益气,滋补肝肾;气海、关元为任脉穴,益肾健脾调气;脾俞位于足太阳膀胱经,为脾之背俞穴,有健脾功效;配合百会穴,将诸阳之会会于巅顶,以提升阳气。

令患者俯卧位,于脾俞、肾俞针刺进入并行烧山火法以温脾肾之阳。根据《金针赋》,"烧山火"分三部(天、人、地)进行操作,每部紧按慢提,同时配合捻转补法,如此反复操作数度,待针下热至后出针,并急按针孔,勿使真气外越,患者当即感受针感温热。

（盛梦圆　整理）

五十九、闭　　经

马某,女,42 岁。2020 年 7 月 12 日。

初诊:患者因"停经半年"就诊。既往患有类风湿关节炎 5 年,外院予免疫抑制剂口服至今,查:血沉为 17,尿蛋白(＋＋)。目前继续口服甲氨蝶呤、泼尼松对症治疗,月经停经半年,伴口苦口干,腰酸腰痛,未予治疗。大便溏,小便可,夜寐尚可。末次月经 2020 年 1 月 20 日。

查体:满月脸,激素体型,神清,精神低落,掌指关节近端指间关节胀痛,腰痛(＋＋),压痛(＋－)。无红肿畸形。舌红,苔薄,脉沉。

西医诊断:卵巢早衰。

中医诊断:闭经(肝郁脾虚肾亏证)。

治则:疏肝健脾,填精益髓。

针刺方法:取穴太冲、合谷、三阴交、足三里、太溪、百会、印堂、内关、公孙、天枢、子宫、气海、关元、膈俞、肝俞、脾俞、肾俞、次髎。平补平泻手法,留针 30 min。

针刺一次后,月经来潮,患者大喜。因后期至隔离点工作后,随访后期患者又陷入闭经状态至今半年。

2 诊:要求再次针灸治疗闭经,四诊同前,继续予针刺治疗中。

按语:卵巢早衰是指卵巢功能过早衰竭,致使妇女 40 岁

之前出现闭经、不育、更年期综合征等疾病表现,并以低雌激素
和高促性腺素水平为特征。中医当属"闭经""不孕""年未老经
水断""血枯""脏躁"等病证范畴,与"月水先闭""年未老经水断"
最为相似。

《傅青主女科·年未老经水断》中有云:"女子七七而天癸
绝,有年未至七七经水先断者,人以为血枯经闭也,谁知是心、
肝、脾之气郁也。"这说明,月经提早断绝不仅关乎肾和脾,更与
心、肝有关。此例患者有类风湿病史,长期口服激素及生物制
剂,情绪抑郁,大便溏,口苦口干,辨证为肝郁脾虚肾亏型,在调
护脾胃的基础上益气养阴、健脾补肾。采用疏肝健脾法针刺治
疗一次,即恢复月经。后期因耽误治疗,月经又断。此类病案当
增加后续治疗,及时随访,最大程度地发挥针灸的治疗作用,为
更多的患者找到治愈的方法。

(付松松　整理)

六十、痛 经

张某,女,16 岁。

主诉:痛经伴月经先后不定期 3 月余。

现病史:平素体质差,自诉近来学习压力较大,近 3 次月经周期不定,时而提前,时而延后,月经量少,色红有块,行经时腹痛,喜揉喜按,食少纳呆,夜寐欠安。遂来我科就诊,要求中医治疗。

西医诊断:原发性痛经。

中医诊断:经行腹痛(气血亏虚证)。

治则:益气养血,调经止痛。

针灸方法:取穴三阴交(双)、合谷(双)、足三里(双)。捻转法得气,留针 30 min。

第 2 次治疗:面色无华,舌红,苔白,脉弦。针灸方法同上法,减合谷,加刺关元,搓法得气,留针 30 min。

第 3 次治疗:面色红润,无经行腹痛,睡眠好,食纳尚可。刺三阴交手法宜轻,捻转得气即可,余同前。五诊而治愈。

按语:该患者形体适中,面色少华。舌质淡红,舌苔薄白,脉细弱。此系先天禀赋不足,脾胃虚弱,气血生化乏源,故天癸无期而至,气血阴阳失衡,肝气郁结,木盛克土,故脾胃虚弱,神疲倦怠,饮食无味;平素学习压力大,肝气不舒,郁而化火而扰心,故夜寐欠安。气血亏虚导致经脉失养,故时有痛经。三阴交为妇科要穴,为足三阴经之要穴、调气血之要穴;合谷为止痛之要穴、手阳明经之原穴,阳明经为多气多血之经,故二穴相配可调和气血,通经止痛,合以足三里通调脾胃,补气血生化之源,先天不足后天以养之,故诸症可愈。

（商　越　整理）